藏式声音疗法

丹增旺杰 著

桃格茹 译

向红笳 校注

Tibetan Sound Healing

中国藏学出版社

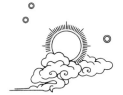

目　录

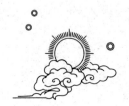

前　言

　　我的家是一个传统的藏族家庭，幼年时我入寺为僧，在那里接受苯教^①多方面的培养。苯教是西藏最古老的宗教，包括适用于人生各个方面的教法和修法，也包括与我们本性之基本特质的关系，我们的伦理道德行为，慈、悲、喜、舍^②的培养及苯教最高教法大圆满法^③（大圆胜慧）。据苯教对其起源的传统记载，早在释迦牟尼在印度诞生前的几千年前（原文如

---

① 苯教（Bon），世界最古老的宗教之一，发源于古象雄文明，距今已有一万八千年。它涵盖了藏医、天文、历算、地理、占卜、绘画、因明、哲学、宗教等方面。对西藏及其周边地区的民族文化产生过重大的影响。时至今日，它依然深刻地影响着藏民族的精神文化生活。——译者
② 慈、悲、喜、舍，是《阿含经》到大乘诸经中反复倡导的精神。慈、悲、喜、舍的无限扩大、无限深化为大慈、大悲、大喜、大舍。四无量，亦称"四梵处"。梵处是绝妙的境地之意，后世解释为梵天的所住；修习密法者必具的四种心，分为慈、悲、喜、舍或慈无量、悲无量、喜无量和舍无量。——译者
③ 大圆满（rDzogs-chen），亦称"大圆满法""大圆胜慧""最极瑜伽"或"大圆满禅定"。大圆满是藏族宗教文化中有别于显密两宗、自成体系的一个宗教教法。——译者

1

此。——编注），敦巴辛饶米沃且^①就来到世间弘传其教法。苯教信徒从自古至今从未中断的世袭上师^②那里接受口传教法和传承。

我的寺院学习包括在苯教辩经院十一年的传统学习，最终获得了格西^③学位（堪比西方的宗教学博士学位）。在寺院学习期间，我与我的上师们住得很近。我的一位根本上师洛本^④桑结丹增^⑤确认我为著名的禅修^⑥大师迥图^⑦仁波切^⑧的转世化身。

苯教是修法丰富的一个宗教，其修法可引导芸芸众生走上解脱之道。由于我的上师们不遗余力地

---

① 辛饶米沃且（gShen-rab-mi-bo-che），被公认是为西藏本土宗教苯教的鼻祖。——译者

② 上师，总摄法、报、化三身为一体的各人的根本师。——译者

③ 格西学位（dGe-bshes），藏传佛教显宗学位名。拉萨三大寺院的格西学位分为拉然巴（Lha-rams-pa）、措然巴（Tshogs-rams-pa）、林西巴赛（gLing-bsre）和朵然巴（rDo-rams-pa）四种。——译者

④ 洛本（sLob-dpon），传授知识的人，亦称"老师""师长"或"师父"。——译者

⑤ 桑结丹增（Sams-rgyas-bstan-vdzin），人名。——译者

⑥ 禅修，亦称"冥想"。瑜伽里的心性修炼法。在佛教中称为"禅定"或"禅那"。大致分为两种：一是将注意力集中在一处不动，例如：集中在身上的脉轮、咒语或身前烛火等。二是心里观想特定的图案景象维持不动（如复杂的坛城图案）、有次序的颜色景象变换及上师的禅明图案等。——译者

⑦ 迥图（Khyungtul），人名。——译者

⑧ 仁波切（Rin-po-che），意为"化身"。佛所具有的"三身"之一；高级僧侣的转世。——译者

保护这些教法，也由于他们的精深智慧和博爱仁慈，我才得以使这些珍贵的教法用于西方。

通过为西方弟子讲经说法，我学到了很多东西。藏族人不大习惯提出太多的问题！许多西方弟子通过提出有关佛法及离苦之道的教法等问题给予我极大的帮助。在把西藏苯教佛法（原文如此。——编注）弘传到西方的挑战中，这些都是极有价值的问题。我曾体验过寺院的讲经方法，我也亲身经历了在西方的另一种传法方式。我能够传授五大金刚种子字符①修法，是因为我的工作、修持、与弟子的互动及与西方文化互动的结果。我的传法方式是多年了解和思悟的结果。

佛法在西方的成功远没有达到它能够成功的程度，这让我感到悲哀。我看到人们利用佛学观念和哲学在做各种疯狂的事情。对有些人来说，佛教给予智力上如此大的刺激，以致他们探讨佛教多年。

---

① 五大金刚种子字符，亦称"五大金刚咒"。金刚（Vajra）指意坚不可破，力能摧敌。种子（Bija）在密教是具有象征意义的文字。种子是一种梵字，用以标示佛与菩萨各尊，其间亦含有哲学意味。通常是每一梵字表征某一佛或菩萨的种子。——译者

但最终结果是什么呢？弟子的行为有何改变呢？他们与这位上师一遍遍重复同样的佛法讨论，而后又会与另一位新的上师、不同的弟子在不同的静修环境中进行探讨。过后，许多人的确又回到了他们五年、十五年、二十年前开始的那个原点。佛法并未深刻地触及他们，也未曾以正确的方式扎下根来。

我们日常生活中的现实问题与我们渴望的精神生活之间常存在着一种割裂。这两个领域相互之间毫无交流。例如，在我们的宗教修持中，我们会重复说"愿有情众生能离苦和苦因"以心发慈悲。但你生活中慈悲心究竟有几分可信呢？那种渴求进入你生活的深度如何？如果你审视一下你实际的生活状况，你可能会深感失望，因为当你想到那讨厌的邻居或你对年迈双亲近期的反应时，你不会真正心生慈悲。即便你反复吟诵"愿一切有情众生能离苦和苦因"那句话，了解你的人可能会问你："当你说到'一切有情众生'时，你真的包括了这五种人，还是特指那最后一种人呢？"

修五大金刚种子字符可以改变你的人生。但是，你需把禅修引入你实际体验之人生的各种境况和奋斗中。如果你在日复一日的人生简单的奋斗中无法做出改变的话，那么，在你渴望能够利益众生的重要地方也无法做出任何改变。如若不能去爱与你相厮相守的人，不能善待自己的父母、朋友和同事，那么，你也不可能关爱陌生人，你肯定也不会去爱让你感觉很糟的那些人。你该从何处开始呢？就从你自己的那张脸开始吧。当你希望看到生活中的各种变化而却看不到时，要聆听此禅法给予的清晰指导，把禅修直接引入你的生活中。

五大金刚种子修法是以西藏苯教最高教法为依据的（我是该法的一位传承师[①]）。我真诚地希望，这个简单易行、优雅别致的修法能利益众生。请与我的祝福一起接受它，把它带入你的生活。让它帮助你变得善良、坚忍、头脑清晰和觉明。

丹增旺杰仁波切

弗吉尼亚　夏洛茨维尔

2006 年 3 月

5

---

① 传承师，藏传佛教徒对自己历辈上师的统称。——译者

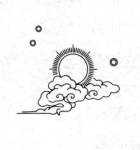

引　言

　　精神之道的核心是渴望了解并成为真正和真实的自我。这一直是几千位先你而去和随你而来之人修持的动力。按照苯教最高教法的说法，我们渴求的真我是初始纯净的。正如我们一样，我们每个人都是初始纯净的。当然，当听闻此说时，你可能会认为，这听似一个大道理或一种哲学，但此时你可能并没有那种特别感受。因为在你整个的人生中，你一直被灌输各种形象和信息，说明你是不纯净的，因此，你很容易就会相信你是不纯净的。不过，根据教法的说法，你的本性是纯净的。这才是你真正的自己。

　　为什么获得或感受这种纯净会如此困难呢？为什么会有那么多的困惑和痛苦呢？事情的真相就是我们的真我与感受痛苦的自心过于接近。由于过于接近，我们几乎无法识认，因此它被障蔽了。令人

1

欣慰的是，当我们开始受苦或承认我们受感时，我们就会有一个觉明的机会。苦难会让我们产生动摇，也会带给我们觉明一个更深真相的机会。大多数的时候，当我们受苦时，我们会感到我们需要改变什么以改善我们的生活。我们会换换工作、调整人际关系、调节饮食、改变个人习惯等。我们感到需要经常改善我们的境遇，这种无休止的需求带动了庞大的产业。尽管这些行为可以让我们暂时放松或提升了生活质量，但这些方法似乎永远都无法达到斩断我们不满之根的程度。这仅仅意味着，通过我们采取的看似有益的自我修养的方法，我们尚未完全符合并成为真正的自我。

当我们的不满让我们提出新问题时，它是有用的，但当我们提出恰当的问题时，它的帮助最大。根据苯教最高教法的说法，我们应一直问的问题是："谁在受苦？谁遇到了这个麻烦？"这是一个需要问的大问题，如果问法不恰当的话，最终可能会得出错误的结论。当我们在问"谁在受苦"时，我们需要直接、清晰地观察我们心的内在空间。很多人不能长久地观察或彻底地专注他们内心深处的本质。

产生不满情绪是修法之道上的一个必要的动力。当把这种动力直接引入禅修时，它就会成为专注内心纯净空间的一个强大的入口。修五大金刚种子字符，你的确可以专注本初纯净的自我。由于专注了，你就能在那种真我中培育出信任和信心，你的人生就能反映和表达出生成于这个真我中的自发善业。

五大金刚种子字符概述

我们重要的觉明性不是生成或创造的，而是早已存在的。同理，广阔的天空是存在的，但可能会被乌云遮蔽，我们也会被我们错认的惯性模式所遮蔽。修五大金刚种子字符是一种善巧①，它可以帮助我们消除身、口、意之消极、受限的行为模式，并为一种更自然、更富创造性和真实的表达留下空间。在这种修持中，我们会识认、专注并信任已经存在的东西。在相对意义上，我们开始修慈、悲、喜、舍及各种特质，这些特质会带来极大益处，并在我们和自己与他人的关系中得到体验和表达。最终，

---

① 善巧，善巧为殊胜之意；独觉圣者所观的善巧法。——译者

修持会让我们充分识认我们真实的自我。在这些教法中，这种感受可比作一个孩子在人群中认出自己的母亲，这是对相互关系的一种瞬间的深刻识认，也是一种在家的感觉。这被称作本然心①，那种"心"是纯净的。在本然心中，一切美德都是自然完满的。

我们能用多种方式进行禅修并专注我们真正的自我。在我有关五大要素②的著作《色、能量与光疗法》中，我谈到了利用自然世界的力量来帮助我们更深层、更真实地专注我们的本质。当我们站在高山之巅时，我们会对广阔开放的空间产生一种不容置疑的感受。重要的是，要意识到那种感觉及那种感受就在我们的内心，而不仅仅是在难忘的美景中。有了山，我们才能专注并培养出稳定性。我们很多人会到海边休憩享受，但大海的自然之力可以帮助我们培养出空性。我们能走进大自然去专注某些特质，内化它们，同时可以获得我们在自然关联中感到并带来那种更深的内心深处的东西。在这个内心

---

① 本然心，亦称"平常心"，佛学名词。处于本身自然状态中心，超越所有概念的限制。——译者
② 五大要素，亦称"五大"，即地、水、火、风、空五种元素。——译者

深处，我们的感受会变成一种能量和心识。

很多时候，我们在看花时就会想："真美，真漂亮啊！"在那一时刻，能从内心意识到那种美丽的特质是很好的。要在看花时感到美丽的特质，不要仅仅看到花或任何外在物，不要得出结论，认为美就在那件外在物上。你只是看到你所相信的"花是美的"，但花与你毫不相干。要把那种特质和感觉带入一个更深刻的识认中："我在感受这一点。花在帮助我去感受这一点。"不要认为"这就是一朵花，我不会那样去想。"在人生中，我们会有进行尝试的众多机会。

我们并非从外到内地修五大金刚种子字符。此处介绍的方法是从发现内在空间开始，并从那里到自然的示现。我们用声音就可净除我们的习性和惑障，并专注我们内心清净、开放的空间。这个开放的空间是一切美德之源，对我们每个人都是至关重要的。这才是觉明、清净、菩提圆满的我们。

该修法共有五大字符（A，OM，HUNG，RAM，DZA），每个字符代表一种圆觉特质。它们被称作是

"种子字符"①，因为它们具有圆满本质。五大字符分别代表了身、口、意、功德和圆满功业，同时，它们代表着被真实、充分表达的我们真我的本质。

在修持时，我们要按顺序哼吟每个金刚种子字符。通过哼吟每个字符，我们能专注一个对应的能量中心（轮②），并专注与那个字符对应的特质。这个顺序从内心的纯净、开放的空间到行业功德的自然展现。当你开始每段修持时，要以凡俗的自我开始，要带来在生活中你想打开、净化和改变的境况和模式，这些境况和模式既是你意识到的，也是你尚未察觉的。眉间轮和顶轮是关注的首要焦点。轮只是身上的一个能量点，类似于许多能量通道汇集的一个轮或一个中心。这些中心并不在身体表面，

---

① 种子字符（Bija），亦称"种子符号"。在密教，种子是具有象征意义的文字。种子是一种梵字，用以标示佛与菩萨各尊，其间亦含有哲学意味。通常是每一梵字表征某一佛或菩萨的种子。——译者
② 轮（rTsa-vkhor-lo），亦称"脉轮"。藏医所说的人体顶门、喉间、胸间、脐间、私处等五部位之辐射性脉结。人体顶门的"顶轮"（头轮或大乐轮）呈内拱形，有三十二条白色轮辐或莲瓣。喉间的"喜轮"（喉轮）呈上拱形，有十六条红色轮辐。胸间的"现象轮"呈下拱形，有八条白色轮辐。脐间的"脐轮"（幻化轮或变化轮）呈上拱形，有六十四条红色轮辐和一个三角形中心。位于私处的护乐轮亦称海底轮。——译者

藏式声音疗法

而是沿中脉^①存于身体。中脉是一条光脉，从脐下上行贯穿身体中央在头顶开启。不同的修持体系使用不同的轮作为修持的关注点。在修五大金刚种子字符时，A 字符与眉间轮、顶轮及不变身有关；OM 字符与喉轮和喋喋不休之语的特质有关；HUNG 字符与心轮和无惑意念有关；RAM 字符与脐轮和成熟的善业特质有关；DZA 字符与护乐轮和自发功业有关。

发音指导

A 字符：发出"a"音，与英语"calm"一词中"a"的发音相同；

OM 字符：与英语"home"一词押韵；

HUNG 字符："u"的发音与英语"book"一词中的"oo"发音相同；

RAM 字符："a"的发音与英语"calm"一词中"a"的发音相同；

---

① 中脉，三脉之一。三脉是中脉、左脉和右脉的总称。中脉是指轴线上或居中的脉道。它垂直贯穿于整个身体，从会阴到头顶，并经过五大神经丛或五大脉轮。左右脉分别位于中脉两侧。白色阴性左脉道被称作"舒适脉"，红色的阳性右脉道被称作"黄褐色脉道"。——译者

DZA 字符：发出尖锐的击打音，当你快速地从
"dz"音滑向"ah"音（与英语"calm"一词中"a"
的发音相同）时，上下牙要相扣，舌头紧抵牙齿。

　　把我们的注意力引向一个轮区即可激活精微之
"气"。梵文"Prana"意指"重要的气息"。藏文、
汉文和日文分别用"隆"（lung）、"气"（qi）和"ki"
表示。我对这一层面感受的专注是指能量的层面。
通过特殊字符声音的振动，我们能激活一种可能性
以消除"气"（"生命气"）中所持的身体、情绪（或
能量）和精神上的各种惑障。当我们把意念、呼吸
和振动结合在一起时，我们就会感到我们身体、情
绪和意念各个层面的转变和变化。通过消除拥塞之
物，继而识认并安住我们内心已经得到清理和开放
的那个空间，我们就进入了更高的意识状态。

　　每个种子字符都有一种对应的光质（一种独特
的颜色）。A 字符呈白色，OM 字符呈红色，HUNG
字符呈蓝色，RAM 字符呈红色，而 DZA 字符呈绿
色。当我们哼吟字符时，我们也可观想或想象光从
轮中发出。这有助于我们消除最细微的意念障碍，

并感受觉明心识的自然之光。

通过对一个特殊位置的专注、声音的振动和光带来的觉识的强力组合，我们形成了一种日渐清晰的、开放的、显露功德的存在感。慈、悲、喜、舍等功德本身就成为我们的皈依处所或与自我存在更深层联系的一个入口。这是一种更深层的智慧，是一切界地生成的那个空间。

在修五大金刚种子字符时，我们要有一个起点，有一个充满各种境况和不满情绪的地方，有可以进入的通道（即"轮"）及一个终极目标（我们的必要内心）。

外在的、内在的和隐秘的感受

这些字符被称作金刚字符。英文中的"warrior"指的是战胜消极力量的能力。神圣之音拥有消除各种惑障、情感阻滞和精神阻碍的能力，它们既阻碍我们识认自心本性[①]，又妨碍我们在特定时刻成为真

---

① 自心本性，亦有"本心本性"的说法，如佛教中常有"明自本心，见自本性"之说。——译者

我。我们可以从外在的、内在的和秘密三个层面来观察这些惑障。外障是疾病及其他恶劣环境。无论外因和外缘是什么，修五大金刚种子字符都是应对和克服我们感觉到的、与这些境况有关之痛苦的一种方法。通过修持，我们还可消除内障，如痴、嗔、贪、嫉、慢五毒[1]这样的不良情绪。通过这种修持，疑惑、希望和恐惧带来的隐秘之障也会被消除。

即便外境是你生活中最大的障碍，你最终都得靠自己来应对它们。当你克服这类障碍时，你依然会有问题："为什么我还会发现自己身处这样的境况中呢？这些活跃的负面情绪源自何方？"即使外部世界似乎都反对你，或是一个具体的人在给你找麻烦，这多多少少都是与你有关的。或许你意识到你内心的很多情绪、需求和各种境况。这些需求和境况的起源之处就在你内心的一个更深邃的地方，其深邃程度超出了你的意识。因此，我们需要一种方法可以让我们更加深入地、密切地专注我们的内心。这

藏式声音疗法

---

[1] 五毒，痴、嗔、贪、嫉、慢。亦称"五烦恼毒"。这五种心使我们造作恶业，就像毒药会妨碍我们的修持。——译者

种方法能把清净、开放的觉识带来的强大的补修力量引向我们痛苦和困惑的本根。

一般来说，只有当问题变得十分严重时我们才会有所意识。当问题非常细小琐碎时，我们不能认识到它们。我想当地咖啡馆里进行的许多谈话不会是这样开始的："我在生活中真有一个问题，因为我完全的一无所知，又自认可靠本分。"或是"我在生活中问题很多，要常常应对五毒。"你更有可能会听到这样的说法："我工作也不大顺利，我和合伙人总是斗个不停。"

当问题出现在你的外在生活时，你不可能错过它们。当你感到它们时，你可能才会意识到其实你参与了制造问题。而这些问题的种子很难辨识，而且会被视为一种隐秘之障。"隐秘"一词的概念不过意味着，它是一个难于理解之障，是我们难以觉察之障。

你的隐秘问题是什么？通常，你需等待直至你的隐秘问题成熟起来并成为你内在的问题，而后，你的内在问题成熟时，它会成为你的外在问题。当它成为你的外在问题时，你就会与你的家人和朋友共同承担！当它呈内在或隐秘的状态时，你不会与任何人共同承担。他人可能根本不知道你遇到了一个难题。你可能也不知道。即便问题变成外在问题，即便你不想与他人共同承担，你可能已经让他人介入其中了。

如果你看看问题的本质，当某件事出现在外部世界时，显然它就是一个外障。但当你看看是谁制造了这个问题，是什么情绪或境况制造出这个问题时，你可能会意识到，是"我的贪欲造成了这种境况"。看到并应对贪欲的这一层面就是在应对惑障的内在层面。因此，"谁这么贪婪?"就指明了那份隐秘的层面。因此，"谁这么贪婪?"也就成了隐秘之障，这种贪欲就会变成内在的情绪障碍，无论你制造出什么问题，贪欲在外部世界的表现就成了外障。

这些惑障、阻滞和障碍障蔽了什么? 从隐秘层面上，它们障蔽了"慧性"。在内心层面上，它们障蔽了"善德"。在外部表现上，它们障蔽了向他人表达善德。当惑障、阻滞和障碍被消除时，就会自然出现智慧、功德和善德的自发表达。

在内心最细微或最隐秘的层面上，五大金刚种子字符中的每一个字符都揭示了一种相应的智慧：法界体性智、大圆镜智、平等相智、妙观察智和成所作智五智①。在内心层面上，揭示了各种功德。我把慈、悲、喜、舍称作"圆觉特质"，它们也被称作"四无量"。尽管有无数功德，但出于修持的目的，我鼓励你们要与这四种功德建立一种更深的关系。人人都需要这些特质，我们更要意识到，与智慧相比，我们更需要善德。通过关注这些内在特质，我们就能关注我们内心的一个更深邃的智慧之源，也能通过我们在行业中外表这些功德而利益他人。

尽管我们认识到在生活中需要慈、悲、喜、舍，但却没有通过内观来专注这些特质，我们常把对它们的需求与实物联系在一起。对一个人而言，爱可能意味着找到一位伴侣，愉悦则意味着买到一所房子、找到一份工作、购置新衣或一辆别致的汽车。我们常常把需求视为以物质为基础的。"我需要找到什么东西让自己开心。"我们希望在物质意义上获得

---

① 五智，即法界体性智、大圆镜智、平等相智、妙观察智和成所作智，亦称"五证智"。密教所说的五种智慧。——译者

或积下功德。而在我们禅修的帮助下，我们开始内观并发现我们内心深处的一个更重要的地方，在那个地方一切功德已经显现。

在开始我的修持时，可采用世俗方法来修四无量。对我们每个人而言，这是实实在在的，我们必须把它视为我们的起点。我们要以我们生活最基本的境况开始。你可能会意识到，在工作中你会对周围的同事产生急躁情绪，或在孩子身上失去了愉悦感。如果你明白你最基本的状况，并把它们带入修持中的话，你就能使这些基本状况成为发现内心功德的一座桥梁。而后，这些特质会成为你获得智慧的桥梁。在这个修持中，总有一个地方能让你成长。你不应该这么想："哦，我找到了我的灵魂伴侣，一个值得我爱的人。那是我的明光。"你的修持并未在此结束。同时，你的确想看到你修持的积极成果正出现在你的人际关系和你的创造性的表达中。

因此，我们以更加了解痛苦和困惑而非我们内心的纯净开始进行禅修。我们带来的问题是有关能量和燃料的，它们能为"修法之道"增添力量。通过修五大金刚种子字符之力消除我们的阻滞能使我们有机会一窥我们内心的开放天空。消除这些阻滞可以展示智慧，使功德得以示现。这是金刚之"道"。功德和特质在我们生活中自然示现就是禅修的直接结果。当我们越发了解自己的真实本性时，自然生成的信心也会是禅修的直接结果。

禅修的近期与长远目标

当我们进行禅修时，我建议要设定一些近期目标，还要理解终极或长远目标。尽管禅修的长远目标是要斩断"痴愚"之根，并为利益众生获致解脱或佛性，但近期目标可能要更普通一些。你想在人生中改变什么？短期目标可能包括克服人生中一种痛苦的基本境况，还包括培养积极的、具有疗治的一些特质，这些特质会惠及你本人、家庭和社会。

你可以在一个非常简单的地方开始禅修。要反思一下自己的人生，看看你想要改变的是什么。我的建议是，在修五大金刚种子字符时，要去解决一个私人问题，比如说在生活中你感到不快。你会时不时地这样想："我有一大堆可以开心的理由，我应该关注这些事情。"于是，你把想法集中在一个更积极的方向，在几个小时或整个周末这么做都很灵验。但不知怎的，到了下周的中期，你又回到了更熟悉的那种不快的感觉中。或许你喝了一杯茶或找人聊了一会儿，它会帮助你几个小时，但你再次不快起来。或者你去找一位治疗师，那也会有所帮助，但你依然会回到一种熟悉的不快情绪中。无论怎样，你都会陷入完全难以摆脱的一种模式当中。你的不快深植于你的内心，让你尝试的各种方法无法奏效。而专注比你人生遇到的问题更为重要的内心感受、通过禅修一次次地加以识认并信任内心的这种感受都是可能的。通过哼吟金刚字符，识认、了解并安住内心打开的那个内在空间，你就可以开始信任内心的这个更重要的地方，它不仅清净、开放、不存在问题，而且在你遇到各种人生挑战时，一切功德会自然由此显现。

如何使用本书

我会在下面五章里描述每一个金刚字符，并介绍该如何修持它们以利益自己与他人。

我用一章的篇幅解释了一套持续的修法，最后我写录了一段指导性修法。我强力推荐去学习和修持附录中有关气脉修持的各种指导性修法。我建议，你要在日常生活中以五大气脉练习开始每段的禅修。它们会帮助你敞开心扉，净除修持中安住的各种惑障、阻滞及障碍。

第一字符 A

第一章　第一字符 A

　　反复哼吟自我缘起之 A 音。

　　从眉间轮和头轮射出白光。

　　隐秘业障在清净、开放的源头消失，

　　它宛如万里无云的一片沙漠天空。

　　要安住于此，无须改变或详述。

　　一切恐惧都会被消除，

　　会获取不变的信心。

　　愿我能获取法界体性智。

　　空间渗透到身体和环境的方方面面。空间对于一切物质、每个人，乃至整个宇宙都是至关重要的。正因如此，我们能把空间称作本根或根基，一切其他要素都在其中发挥作用，而我们熟知的问题世界及我们的圆觉圣界均可以在其外展现出来。

　　根据苯教最高教义大圆满教法的说法，空间是我们内心的那个根基。因此，它是不变的，内心的这个层面是初始纯净的。这被称作众佛的慧身，即法身[①]。

为了识认我们开放、清净的内心，我们首先要专注空间。深层地专注我们的内心始终是专注空间的一个问题，空间的特质就是空性[②]。要花些时间去识认并了解内心的那个开放空间。从身体层面上来看，那个纯净空间可能被疾患或疼痛所占据。从能量上来看，它可能被情绪障碍所占据，而在我们的心里，这个空间可能被"疑惑"或持续不断之混乱想法等障碍所占据。

Ａ音被视为自发音，是纯净之音。按照大圆满法的说法，运用声音练习与音质关系不大，而与其本质有关。当我们发音时，某种觉识会停在那个声音里。因此，当我们反复哼吟Ａ音时，我们就会听

---

① 身（dharmakaya），又称为"自性身"或"法性身"，是超越形相的真知智慧，显现于报身及化身。——译者

② 空性，万相及自我皆为空，没有任何固有不变的本质。尽管万事万物最终都是空幻，但它们却恒常存在，各具因缘。指现实的终极本性，完全不存在于"人空"和"法空"中，而在"我空"和"他空"中。空性是"终极真理""法性"和"真如"的同义词。大乘佛教经文中常提到二空、四空、十六空或二十空。——译者

到那个声音，这与呼吸练习是一样的。我们要把注意力集中在呼吸上，呼吸就是我们自己、我们的生命、我们的生命力和灵魂。如果不呼吸，我们就无法发出声音来。呼吸与声音如此紧密相关，因此，当我们发音时，我们就与呼吸和声音本身的振动产生了联系。在某种意义上，声音是纯净的，发音者即为听者，听者即为发音者。这样，我们能感到声音是自发的。

当你发出 A 音时，A 音就是具有意念的一种呼吸或身体。当你呼吸时，要把你的觉识带入那种呼吸中，而后，意念和呼吸会同时出现。在藏族传统中，我们会说意念就像一位骑手，马就是呼吸。在这个修持中，马所走之道就是身体上的轮位，骑手所穿戴的盔甲或护具就是金刚种子字符。这个盔甲会保护骑手（觉识带来的意念）免于跌入希望或恐惧之中，也避免他按照散乱的思维行事，而这种散乱思维试图操控我们的感受。

当你反复哼吟 A 音时，通过 A 音的力量、保护和振动，意念会驾驭声音中的气或呼吸。把自己视为永恒不变的那些身体上的、情绪上的细微障碍都被清除。这意味着，在你的内心深处会展示修 A 音的结果，你就会心量拓开。你会感受到这一点。如果你认真去做，你就会感到心量拓开。当你感到心量拓开时，那就是极大的成功。你已经找到了一切的根基（本根），我们称之为"空性"。

当你哼吟 A 音时，要把你的注意力引向眉间轮和头轮，并清晰地哼吟 A 音。第一步要专注自然之音。接着要感到专注于那种声音的能量或振动。要观想一道白光正从眉间轮和头轮射出，以帮助最细微的内心层面。A 音代表空间、不灭和不变之身。当我们哼吟 A 音时，我们希望能感受或专注空性和空寂。通过 A 音的振动，我们要意识并清除阻障我们的东西。通过消除阻障，我们会逐渐地敞开心扉。深层的阻障会被清除。当进行清除时，内心空间的某种感觉就会出现。当你继续修持时，就会出现 A 音的效果。

A 音会帮助你识认觉识和内心的不变状态。可用万里无云的一片沙漠晴空来比喻。无论是什么占据了你，是悲伤、愤怒还是忙碌的心，都宛如过眼烟云。通过声音、振动和觉识，乌云会逐渐消散，露出一片开放的天空。每当情绪、阻障或惑障开始消失时，就打开了空间。这只是对空性的感受。你把东西从桌上挪走会怎样呢？空间打开了。而后，你可在桌上放一瓶花。那么，A音在做什么呢？它在清除、清理并打开了那个空间。

重要的是要知道，在这种修持中，我们不是在创造空间或培养或完善我们自己。在我们感受的某一时刻，空间打开了，我们识认到已在空间的东西，即内心纯净的开放空间。在这点上，禅修训教就是要安住，无须任何改变或详述。这就是大圆满的观点。这就是最高教法所传授的内容。禅修就是逐渐了解空性的过程。因此，在这种修持中，我们要尽力去感受声音、声音之能量和声音之空间。当你专注空间时，要留驻或安住于此。

当你开始禅修时，你或许没有感到有什么特别的东西在阻碍你。总会有什么阻碍你的东西，但你可能没有意识到它。要反复哼吟A音，然后安住开放的觉识。又或者，你可能意识到一种阻碍或阻滞，那么，当你哼吟时，要感到A音的振动，要感到声音正在消除你带入觉识的那种阻滞。A音的振动就像一把利器，它可斩断二元论①，切断你散乱思维的反复之旅及疑虑、犹豫和不明确性。无论障蔽空性的是什么都会开始动摇并消散进入空间。当它消散时，你就会变得越来越清晰。你与清净的空间建立了联系，因为，你带给意识的能量和情绪已被消除。当阻滞消除时，你会感受到某种空间。那个空间就是你想要识认的东西。你希望识认、留驻或安住在那个空间而无须改变什么。那就是对空性的介绍，对内心无限空间的介绍。要把你的不满情绪直接引入修持并反复哼吟A音，这样，不满情绪的能量就会消解。通过那种消解，就可以把你带到你内心那个清净、开放的空间。

你也许会问："消除我的恐惧或愤怒与安住空性、安住自心本性的大圆满更高观点有何关系？"如果你的主要目标是希望快乐，摆脱生活的一个具体问题，那么，你的目标或许不是无须任何改变就可安住自

---

① 二元论，是把世界或现象、概念的某个领域分为两个或两类不能互相转化的元素的一种理论。认为客观的现实是借主观的观念、表象、映像或感觉材料来认识的一种认识理论。在佛教中常用"不二"（non-dual）这一佛教用语。其意为：一实之理，如如平等，而无彼此之别，谓之不二。——译者

心本性。你并不知道无须改变安住意味着什么。你的希望和意图并不想受到恐惧或愤怒的困扰，因此，你禅修的近期目标就是克服那种困扰。据说，众多密宗①经文中都有："出现欲望时，要变其为道；出现愤怒时，要变其为道。"尽管有消极情绪、障碍或问题，不管它们看似多么隐秘，你的问题都会变成修法之道。这就是教给你的东西。它意味着，你能通过自己的问题直接获致更高一级的禅悟。

这并不是通常的方法。通常，发生的情况就是愤怒显现时出现的情况，它会在你的生活中制造麻烦。它会迫使你做出反应，会导致你说出一些尖酸刻薄的话。因为愤怒，你会做出过分的事，会伤及自己和他人。切勿让愤怒造成破坏，要把它当作修法之道，那是我们这个修持中所做的事。因此，每当你开始修持时，要把在你人生中你想改变的问题引入意念当中。要观想这个问题并说："你是我的修法之道。我要把你变为我的修法之道。这种境况在

藏式声音疗法

---

① 密宗，亦称"金刚乘""密教"或"真言乘"。即方便与智慧无别结合之金刚菩萨之瑜伽。——译者

助我成长。"情况绝对就会这样。

当你开始一段禅修时，重要的是要感到那种阻滞。要在你的身体、情绪或意念中为它定位。要尽可能地接近直接感受这种阻滞。举一个普通生活的例子："我很怕处在一种有承诺的关系里。"你能采用分析的方法，并查明让你感到恐惧的可能原因。或许，你的第一段感情过于强烈，你需要结束它。在这个过程中，你会伤害他人。你总会以某种方式受到自己行为后果的影响。但在这种修持中，我们不去分析我们的行为及后果。这并不是说，分析毫无价值，只是说这不是我们的方法。此时的这个方法非常简单。要感到自己的恐惧，因为，你已经造成了这种恐惧，而它已成熟。更确切地说，我们会直接专注在身体上、气息上和意念上这种恐惧的感受。要把这种恐惧逼真地带入觉识。不过，这不是在思考或分析一个问题，而是直接地把它视为在这个非常时刻的感受。

随后，要反复哼吟Ａ音。要让这个神圣之音的振动发挥作用。发出这个音，你就是在不断地净除。就会发生一些事情。就会出现某种释放。即便仅有稍许释放，那也很好。当你哼吟 A 音时，当你在净除时，一小扇窗（空间）就会打开。在团云中，你会看到一个小洞。或许，你从未感受过那个小洞。透过那个小洞，你会看到一片晴空。尽管只是一小片，但它就是晴空。我们对 A 音的一般感受就是对空性（一种净除）的一瞥。无边无垠的天空存于团云之外，你只是一窥那个天空，那就是你的修门。当你练习 A 音时，当你感到瞬间的空性时，那就是你的修门。你能改变你坐在乌云之禅修坐垫上的惯性姿势，因为，你能看到那些乌云，看到一个小洞正在出现。当你看到那个空间时，要把注意力引向那里。那意味着你在改变你的座位。你看到空间的那一瞬间就是你更加熟悉了解那个空间的开始。你不想看到那个空间，不想因此而分心。你只是想留在那种空间感受中。你越是不想改变任何东西，空间就会越发开放；你越想保持空间，空间就会越开放。

一旦这些乌云散尽，你此时安住的根基就是你以前从未安住过的某个地方。开放的空间就是根基。有些东西已经释放出去，在那个开放的空间，你只要坐在那里，无须任何改变。要把那个空间视为母亲、佛及你在内心能找到的那个最神圣的空间。要把那个空间视为获致内心完整的通道。对 A 音的特殊感受就是在安住空性。通过识认你内心的这个神圣空间，你就会获得法身（万佛的智慧之身，真谛）的加持①。这是修持带来的最高成就。

因此，要回到修持，开始修 A 音。一旦 A 音净除了某种惑障，它就打开了那个空间，这一点至关重要。A 音会打开那个空间。而后，要留驻于此，无须任何改变。这样，你就把你的痛苦、不满情绪或愤怒带进了修持，要反复哼吟字符 A，要消除惑障，并安住已经打开的那个空间。在很多时候，人们并不清楚为什么要安住那个空间。那个空间一点也不令人兴奋。想要摆脱一些东西是十分常见的事情。人人都对摆脱某件事颇感兴趣："我想摆脱忧伤，我不想让自己不开心。"而在禅修中，一旦某个空间消失或打开，因为它既不为人所了解也不让人感到兴奋，因此，可能就产生寻找下一个问题的意向。

在此，我要强调的是，这是你体验内心本初纯

---

① 加持，亦称"加被"，以神力加于众生，使之受持、感应。——译者

净的时候。是要通过个人感受去体验。那是体验的最有力的方法。当你那么做的时候，你会获得两大益处：其一，你能非常清晰地识认驻留或无须改变地安住的含义。其二，当你清晰地识认安住的含义时，你就会产生克服内障的一种强力手段。惑障已经改变了。如果它们尚未改变，你就无法真正地安住，如果你不能安住，你就无法改变它们。因此，二者是相互关联的。

一旦在修持中你看到了那个空性并能安住于此，你就有机会体悟到智慧。每种独特的智慧都与五大字符中一个字符有关。字符 A 代表的智慧被称作法界体性智。你会有机会感受法界体性智或与它接近的东西。为什么呢？因为你的惑障，它实际上在帮助你。如果你没能感受到那种惑障，很可能，你就无法感受到法界体性智，也无法安住一个清净的空间。因此，你的惑障成了一条修法之道，一个获致法界体性智的重要手段。

修 A 音，我们就可以净除障碍，以发现我们内心的根基是不变的。字符 A 可以帮助我们识认并安住在不变的内心。字符 A 代表万佛的不变之身。当你读到此处，或许你会自忖："哦，字符 Ａ 意味着不变。"但如果你看看自己的感受，你可能会注意到一切都在不断地变化。你的感受与对字符 Ａ 的描述大相径庭！你会拥有一个不断变化的身，你的想法比身变得还要更迅速。但如果我们能够直视我们的内心，不变的方面就在这个变化的中间。我们尽量通过这种修持来专注那个不变的方面。当然，"尽量专注"和"专注"并不是一回事，因为"尽量"只是变化的另一种说法。通过思维过程，我们可以一直走下去。因此，要停下来，要停止自言自语。要停下自己的想法。要安之若素。要在内心发现更广阔的空间。你所行的方向就是要发现内心的更多空间。不要想办法去激发越来越多的思索。要创造一种氛围及有助于发现那种不变内心之感的一种专注力。要找到一个舒适的姿势，而后运用 Ａ 音练习法。

通过成功练习 Ａ 音而培养出的信心被称作"不变信心"。你对自己内心的精准感知可能会受到这种修持的影响，以至于会达到即便发生变化，你依然不想改变的程度。你已经发现了开放觉识的稳定性（不变之身带来的信心）。净除阻碍或蒙蔽你对内心开放、清净天空的直接体验的那些东西就是培养信心的最好方式。开始可能只是一种想法，而后会有短暂的感受，并逐渐因了解而成熟起来。感受空性的成熟性会生成不变的信心。空性是值得信赖的。信心的培养与做什么关系不大，但当你在修持中持续专注空性时，当你越来越安住和留驻空性时，不变的信心就是一个自然的结果。

这就是我们的修持。我们会以最高层次的佛法来解决最低层次的问题。我们以我们希望改变之人生境况的一个非常具体的意识（一种直接、密切的困惑感）开始。我们要通过哼吟 A 音的方法，通过此时的直接感受，把那种境况变成我们的修法之道。凭借这个神圣声音的力量，我们会看到一个开放之处，通过把这个开放之处视为我们内心的纯净、重要的根基，我们就可安住于此，无须做出改变：保持开放、清净、觉知和信心。

第二字符 OM

第二章 第二字符 OM

　　反复哼吟自我净化之 OM 音。

　　从喉轮射出红光。

　　遍知和感悟四无量，

　　如阳光般生成在无云的晴空。

　　要安住清净、闪光和完满之地。

　　充满希望的一切境况就此消除，

　　会获得不灭的信心。

　　愿我能获取大圆镜智。

　　由于 A 音让我们与内心空间建立联系，因此，OM 音会让我们与那个空间的觉识（光）建立联系。一旦你能感到与内在空间的一种联系，对空性的感受就会自然产生一种完满之感。开放的内在空间不是空无一物的空间，而是完满、充满活力和觉识的空间，这可被视为一种感到完满的感觉。通常，我

藏式声音疗法

们的完满感或满足感都是有条件的，"我感觉太好了，因为今天我终于把汽车修好了。""我感觉棒极了！因为天气这么好！"这都是感到满足的常见和易变的一些理由。感到满足很好，但重要的是不要依赖让我们感到完满的身外之物，因为它们都是无常的。

可能有些时候，你会毫无缘由地感到内心深处的完满。有些时候，你会有很多理由那样去感受：你找到一份新工作，你的人际关系良好顺利，你的身体十分康健。无论你有什么理由让自己感到完满，它们都会牵涉到微妙、常有的希望。在特定的时候，对你的完满感而言，总会有一处边缘或一块阴影。你会笑着说："只要我有这份工作，就会一切都好"。或是说："我感觉很棒！"但潜台词则是："我感觉很棒，我想让你一直陪着我"或是"只要我身体健康，我就会开心"。这就是扰乱我们内心状态的下意识对话。不知怎的，我们总是身处边缘，我们的完满也总在边缘之处。

OM 音是自清的。这意味着，这种清晰不是靠原因或条件生成的，也意味着我们的内心空间本身是清晰的。OM 音代表了这种清晰。通过 OM 音的振动，我们净除了感到完满的一切条件和理由。我们深入了解了所有的理由和境况，直至我们无须任何理由就能产生某种完满感。进行了这种修持，我们就可探究一下无须任何理由的完满感是什么样子。

当你哼吟这个字符时，你可能会感到释放某种东西的一种愉悦感。在释放之后，你可能会感到一点失落或迷惘。你可能不知该做什么，因为你对空间的了解达不到你对曾经占据那个空间的想法、情绪或心情的程度。禅修训教就是要识认空间并安住于此。由于受到鼓舞，你可能就会深层地安住下来以窥见一丝光亮。真了不起啊！你真的了不起！因为光是自发地源自那个空间。为什么光会自发地源自那个空间呢？因为空间是开放的。渗入那个空间的光就是我们的觉识之光。我们把光视为活力、澄明和能量。

此刻，有可能直接感受到意识带来的无限潜能。相反，最初经常发生的会是你自身对释放的感受。你对悲伤、困惑或愤怒倍感厌烦，然而，一旦释放了那种情绪，或许你还会有些许失落。如果你过于失落，你就无法识认和感受 OM 音。你可能已敞开了心扉，但又再次迅速关闭，从而失去了感受清净、生动之觉识的机会。

要按顺序修五大金刚种子字符，当内在空间开启后，会发生什么呢？我们要让感受出现，我们要让自己彻底地感受内心。我们要在那个空间彻底地感受整个世界。充分感受一切的潜能就存在于此。但我们常常不让那种完整性出现，因为，当我们稍有开放时，就会心生恐惧。我们未能识认开放性的本质，我们迅速地关闭了。占据那个空间就是我们关闭的方式。那就是孤独与疏离开始之处。不知何故，我们无法识认内心或在那个空间里深层地专注我们的内心。必须马上占据那个空间，否则的话，我们就会感到不适。人们经常在失去丈夫、妻子或朋友后感到消沉压抑，因为，与他们真正有联系的人已成为人生中光明和活力的象征。他们的挚爱亲朋故去时，他们会感到那道光也消失了。他们在他人身上而非空间本身已经感到了那道光，他们并未在自己内心充分地感到这道光。

当我们把注意力引向喉轮并哼吟 OM 音时，我们感到的不仅是开放，而是在那开放中，我们会充分感到活力。在我们的人生经历中，当我们敞开心扉，充分感到活力时，我们就会感到完整。我们多数人并不了解对空间和光的完整感受。我们知道如何完满地感受他人他事。完满地感受空性和光就是要尽力通过修持加以了解。我们通常不承认此刻自己的内心是完满的。因此，要把你的欠缺、不完满或空虚之感引入 OM 音的修持中。要直接感到自己的身体、情绪和思维模式。当你直接感受到它们的时候，无须进行解读，只需反复哼吟 OM 音并让 OM 音产生震动力量去消释和消除持有不适或不完满之感的那些模式。当你感到释放和开放时，要想象着喉轮处的那道红光在帮助你的开放性和觉识。而后，要安住在每一刻觉识带来的生机活力中。

当你感到彻底打开时，你会感觉十分充实。一切都在，无一缺失。在修持时，当你感到无限空间时，那个空间就不是空无一物或毫无生机的。空间是完整的，充满潜能、光和觉识。这可类比在晴空闪耀的太阳。我们的觉识之光会渗入我们对空性的感受中。在那个空性里，会有光。在我们的开放性

藏式声音疗法

中，会有觉识，而那种觉识就是光。

当你哼吟 OM 音，你会感到空间和光。通过修持，要逐渐了解这一点。要鼓励有这种感受："我是如常地完满。"当字符 A 把我们与内心空间联系在一起时，字符 OM 就会把我们与空间里的那道光联系在一起。太阳在晴空照耀。我们内心的空间并非空无一物，而是充满了光，空间因觉识之光、我们的觉明的不灭之光及慧心的自然之光而完满。

种子字符 OM 把我们与大圆镜智联系在一起。我们该如何理解大圆镜智呢？当你看上去很漂亮并站在镜子前时，镜子并不会评论说："不，这面镜子只是为需要修整一下的人而准备的。"当你的头发蓬乱时，镜子也不会说："好的，欢迎光临这个俱乐部！我可以为您效力！"不会的，镜子不会做任何评论。镜子与你的性别、肤色和你的疲惫不堪或悠闲自得都毫无关系。镜子是透亮清澈的，如实地反映出一切。

大圆镜智是觉识，它把外在表相看成无须任何评判的一面镜子。从中生成的一切都是清晰、生动和实实在在的，它不会影响你自心的本初纯净。想一下机场洗手间的镜子吧。镜子是否说过："我讨厌疲惫不堪的人走进来。看看这些人！"与此相反，医生、教师和每天与无数人打交道的人们的确会受到他们每天所见之人的影响，随着时光的流逝，他们拥有的大圆镜智就会越来越少。世界在影响着我们。或许，你更经常或更容易地受到影响。你可能变得如此脆弱，使得生活异常艰难。当生活愈发艰难时，你获得大圆镜智的机会也会愈少。如果有人和你说话，这会影响到你。如果没有人和你说话，这也会影响到你。几乎一切事情都会影响到你。当你反复哼吟 OM 音时，你就会消除对你觉识的阻滞，你就会专注你的自心本性带来的清晰之光。修 A 音，你就会安住在不变的感受中；修 OM 音，你就会安住澄明，安住觉识。

在修持的这个时刻，你在关注空中闪耀的太阳。空间不仅打开，而且在那个空间会有纯能量。神圣字符 OM 代表了一切圆觉众生无休的语。"无休"意味着无限，它是不停歇地生起运动、能量、觉识和明光。

自心本性是澄明的。在每一个特定时刻，即使最困惑的心识都会明白该如何直接观想自身，它会发现，自心本性本身始终是澄明的。那一时刻的自心可能会因情绪波动而受到困扰，但自心本性本身始终是澄明的。幻相并不存在，幻相会出现。如果对你而言，外在表相就是一切的话，那么，你就会被迷惑。如若空间的本根或根基比不断变化之外在表相更为重要的话，那么，你就不会受惑。

既然空间因 OM 音而清晰，那你就要安住这个空间并感受其完满。要尽量不用逻辑或推理干扰那种完满之感。你是完满的。要尽量毫无缘由地与那种完满共存。

OM 音意味着无量、无限的功德。若这些特质能够归结为一种简单的概念，那就是慈悲。如我所言，从欠缺这个意义上来看，空间并不是空无一物的，空间的本质就是慈悲。在那个意义上，空间是充盈和完满的。佛教把智慧和慈悲描绘为一只小鸟的双翅。要让小鸟飞翔，双翅必不可少。要想完成圆觉之旅，你就必须认可空间的充盈。智慧就是字符 A，是空间；慈悲就是字符 OM，是特质。如果我们仅描述一种功德，那么，这个特质就是慈悲。

然而，自心的特质是无限的，例如，四无量中的慈、悲、喜、舍。我们还可以列出许多其他功德，如慷慨、澄明、开放和平和。传统的说法认为，一共有八万四千种功德。

所有这些功德、这种美感及这种完满就存于我们的内心。我们未能意识到特定的时刻的这些功德皆因为我们与开放空间的联系受到阻障。那就是修A音能帮助我们的地方。如果空间不存在，特质就无法示现。因此，空间是至关重要的。在物质世界里，空间对创建一种照明系统十分重要。建筑师需要在合适的空间获得最佳光线。你可能需要大量的光，但在错误的地方，光不会显现。如果你有了很大的空间，那么，许多功德就会示现。就我们个人的感受而言，我们能否在内心感受这些功德则取决于我们与空间的联系或是对空间的意识。

目前，有许多不同的心理学方法、治疗手段和治疗模式。其中大部分的方法是基于创造出一些想法。你有了一些想法，并使之富于含义并在思考的基础上理解它们。这不是此处所述的方法。我们正在发现一种根基。有空间，就会有光。如果有光，

藏式声音疗法

就会有光与空间的和合，就会有一种闪闪发光的示现。闪闪发光的示现并非各种想法或想法的产物。这并不是说"因为我有一辆汽车，我就开心了"。我开心只是因为有空间和光。因此，与其改进或厘清我们的想法，不如在我们的内心找到一个更重要的地方。

在世俗世界里，我们追求幸福。无须改变就能安住空间或安住这个闪光的空间就能帮助你在工作中感到更快乐吗？是的。如果你对此还缺乏信心，就要稍加信任，要有点信心，试一下这个修持。你不会失去什么。你可能会说："好吧，你让我再花一个小时安住自心本性，但什么也没有发生！"或许，你内心的微笑没有出现，因为，你在办公室有许多工作要做。但是，可能性就在那里，如果进一步的修持，你就会感受到积极的效果。

我们以 A 音来克服恐惧。以 OM 音来抑制希望。恐惧与空间有关，希望与澄明有关。产生希望是因为缺乏圆满感。当你反复哼吟 OM 音时，要尽量感觉到一切都是圆满的。"我是完满的。""我完满如常。"这些都是一些简单的话语。要以感受到那一

43

种完满感作禅修的开始。你会很自然地对它物的需求或希望越来越少。这样，就有可能克服因希望造成的境况。在生活中，我们都需要某种希望，但有时，当我们希望过多时，希望本身就成了我们最主要的痛苦。

在我们内心的开放空间里，慈、悲、喜、舍不断得到完善。这意味着，它们是瞬间自然生成的。它们与其他圆觉特质都不是在"依因缘而存在"之空间得到不断完善的。当你深陷自己的想法和情绪以致无法打开你的心量时，"依因缘而存在"的空间就会出现。其结果，你的身体可能会紧缩。尽管完满的特质始终存在，但在你的感受中，它们并不存在，而是受到了阻碍。而如果你心量拓开，喜和乐就在那里。这是我们全都应该了解的东西，它应成为街人的一般智慧，或是圆满特质的任何一种。在这一时刻，无须任何理由就可感到喜乐。有多少次我们都闪过的这样的想法："哦，我要是再年轻二十岁该有多好！"或是"我要是有更多的钱该有多好！"如果再仔细思忖一下，我们就能明白"变得更年轻或更富有"的这些情况并不能确保幸福。人们经常

藏式声音疗法

会边看自己二十年前的照片边想："那时我真的很漂亮。但当时我没有好好地自我欣赏一番。我还经常批评自己的长相。"没有什么具体的原因使我们指明并说："那总是带来快乐"。

在我们普通的日常生活的层面上，更加了解此时的完满是会有帮助的。如果我们能用上"我此时感到十分完满"这种简单逻辑的话，那么，我们会在生活中更加开心快乐。我们能够反驳我们惯性的思维模式之逻辑。每当你突然意识到替自己找出了一个不开心的理由时，就让它像在开放的天空闪烁的太阳一样一闪而过，要记住，你的幸福快乐与各种理由毫无关系。要想到"此刻我是完满如常的"。要提醒自己，你不想深陷各种理由带来的幻相中。这能够促发一种转变，即信任更重要的内心感受，同时放松对各种幻相之依赖的控制。

那么，你该选择什么呢？这个选择就是此时的开心。有时这非常灵验。在那种推理的支持下，你拓开了心量，这十分灵验。换个思路，你会清晰、直接地观察这个非常时刻。五分钟后，你会感觉更好。为何你会感觉更好呢？因为，你不让各种境况

45

的逻辑持续下去。愚蠢的定义就是让无效的逻辑持续下去。因此，当我们使用那个逻辑时，我们必须承认并中断它。在我们中断的那一刻，我们就会感觉更好。这是一种非常、非常简单的智慧。

正如大圆满教法所述，自行圆满的特质业已存在，我们既不是特质的创造者也不是制造者，但如何直接习得这些特质则是另外一回事。如何用 A 音净除是第一步，即第一个动作。你心量拓开的程度将决定你清晰地感受慈、悲、喜、舍（OM 音带来的完满性）的程度。

如果闭上双眼并让自己感受喜乐，那么喜乐就在那里。当你让自己感受喜乐时，你就会对如此轻易地在内心感到它而感到惊讶。通常，我们不大让这种简单、直接的喜乐出现。"他做出改变时，我才会开心。""孩子们长大了，我才心安。"你总是有各种理由，或许是一长串的理由。随着时间的推移，这个理由清单并没有变短，它变得越来越长，也越来越强力，直到得用黑体字和下划线标出。要想到那些功德已经存在，要想到它们对你的内心是至关重要的，要信任这些特质。

当我们继续修五大金刚种子字符时，就会有一些积极的符号或结果（传统上被称作"一般"的结果）。这些结果是我们日常生活中常见的。那些被视为"特殊"的结果更为细微，可能是指"禅修"结果。通过修 OM 音，在我们的普通感受中，我们的感知观可能是清晰、生动的。特殊的结果是具有安住澄明的能力，指的是对本质的意识，而不是对事物的意识。作为这种修持的自然结果，你会培养出无尽的信心，即在重要层面上的完整。"无尽的信心"是一个术语，用来描述一种感受，即感受到一切功德在内心之不依因缘而存在的空间的不断完善。当你身处这一时刻时，你会因功德而心量拓开，澄明和容光焕发。

第三字符 HUNG

第三章　第三字符 HUNG

反复哼吟非二元之 HUNG 音。

反复哼吟自我净化之 OM 音。

遍知和感悟四无量,

如阳光般散射十方。

要让你所需的特质从二元智慧中发出光芒。

要克服一切对疑惑的曲解,

以此获得无惑的信心。

愿我能获取平等相智。

当我们的修持渐进时,我们就会对空性愈发了解。通过 A 音的振动,我们可以净除阻障内心开放空间的障碍,通过安住已经开放的空间,我们可以培养信任那个开放空间的能力。通过 OM 音的振动,我们能专注我们的完满,并消除任何欠缺之感。当我们安住每一时刻的生动活力时,就可在空间的澄明中培养出信心。此时，我们把专注力引向内心。由于我们的注意力放在心轮上，因此，我们可以发现内心的开放空间与我们的觉识之光是密不可分的。根据大圆满教法的说法，空性与觉识的和合（不可分性）会自然生成功德。我用另一种方式加以表述，当你感到完满时，功德就会自然示现。当你感到完满时，你就会自然而然地感到幸福愉悦。当你感到完满时，人生的诸多事情就变得更加顺畅。在修五大金刚种子字符时，当我们激活 HUNG 音并专注内心时，我们就会因认识到功德业已存在而在精心培育它们。

正如有关 OM 音一节中所述，空间并非空无一物，其本质是慈悲。为了完成圆觉之旅，我们必须承认空间的完整性。我们必须感受到自然生成的无量美德。当我们把注意力引向内心时，我们就会产生感悟功德的一个清晰的意图。一首传统的四行祷文诗偈表达出四无量的种种纯正意图。它已被佛教修行者诵念了几百年。诗偈的字里行间表达出慈、悲、喜、舍的纯正意图。你可能希望说，这首诗偈有助于专注这四大特质。

愿一切有情众生享有喜乐和乐谛。

愿一切有情众生离苦和苦谛。

愿一切有情众生与远离痛苦之大乐不分离。

愿一切有情众生安住摆脱福苦偏见之大舍。

专注四无量的纯正意图是美妙的。因为，通过哼吟 A 音，我们已净除了惑障并专注了空性，并通过哼吟 OM 音，已专注了渗入那个空间的意识，因此，四无量此时是从空间与觉识密不可分的和合中毫无限制地向十方众生发射出光来。但非常重要的是，我们不能仅仅把美德视为是我们渴望拥有的理念。因此，当你把注意力引向你的心中时，我鼓励你要认真思悟四无量（慈、悲、喜、舍）并看清这些特质中的哪一个特质是在你日常生活中最需要或最欠缺的。或许，你的人生目标如此明确，以致你从未花时间去向他人表达善意，对他们出现在你的生活中感到高兴。因此，你希望培育爱心。或许，你注意到自己对年迈的父母缺乏耐心，易躁易怒。通过反思，你承认在他们相处时缺乏慈爱之心。或许，你对解决一个身体、情感或思想问题很感兴趣。

当你反思这个问题时，你会感到在你的人生中完全失去了快乐，因而，你愿意专注如何增加自己的快乐。或许，你可能发现自己深陷外在表相或深受他人情绪或意见的影响，因此，你寻求平衡和心灵的平静。

在修五大金刚种子字符时，在思悟了自己的人生后，你要把注意力引向心轮，带着感受四无量之一的清晰意图反复哼吟 HUNG 音。要把这个意图清晰地带入意念。或许，你在想："我想要感受内心的喜乐。"在修持的这个时刻，你有清晰的意图就足够了，因为，HUNG 音强化了那个意图。当你哼吟 HUNG 音时，要专注随喜功德的出现。根据大圆满最高教法的说法，圆满功德不是培养出来的，而是早已出现在内心的清静、开放空间。因为你已通过 A 音感到心量拓开，通过 OM 音感到完满，因此，随喜功德就会示现。当我们反复哼吟 HUNG 音时，我们要专注随喜功德（或其他我们所需的功德）的示现。当我们哼吟 HUNG 音时，就可消除阻碍我们识认功德示现的任何障碍。最后一点，要安住开放、清净的内心空间，它得到特质示现的帮助。在本例

53

中，它得到了喜乐的帮助。

当你继续把心量拓开并加深你对专注随喜功德的感受时，重要的是要让那种喜乐摆脱对具体事物的专注。我们的一个问题在于我们总是需要一个对象。如果你劝人说："开心点"，他们就会说："给我一个开心的理由。"理解毫无缘由就能开心绝非易事。对我们而言，想象出一个问题更为容易。问题似乎比美德更容易自发地生成！人们能理解轻松的质疑和自然出现的问题。我们似乎总会为质疑找出一些好的理由，一些睿智的、有教养的、哲学上十分深奥的理由。我们认为质疑是一种复杂深奥的态度，但无论怎样进行修饰，归根到底，质疑干扰了我们匆匆流逝的人生。

因此，我们了解了自然生成的质疑，但当我们想到感受喜乐时，我们总是需要一个对象。我们总需要中找出喜乐的理由。即便那样，我们可能还会怀疑我们喜乐的对象，会制造出表现出质疑的另一个机会。在修五大金刚种子字符时，重要的是要无条件地（无需对象或理由）专注慈、悲、喜、舍这些功德。凭借 HUNG 音之力，我们才能净除疑虑和犹豫，以充分地感受这些功德。

自发的特质生成于空性与觉识和合，其独特之处在于它们不依附特殊的对象。在本质上，这些特质十分明晰。我不是说它们摆脱了疑虑，我是说它们原本是明晰的。通常，当我们说我们"明白"了时，我们在说一个问题很棘手，而我们最终解决了它。"我想我已经解决了，"或"我就要摆脱它了。"你可能会感到明白了，但你的这种明晰依然与以前感到的那个问题有关。

我们的治疗理念常带有一种有问题的感觉。"我很高兴那个艰巨的项目完成了，"或"我很高兴，那个人终于离开了。"或"我很高兴，我的癌症五年没有复发了。"我们的幸福往往附带一些理由和条件。治疗的真正力量降低了疗治与各种问题的联系，增强了疗治与生成于内心的开放、清净空间之特质的关系。你能增强这些功德的方法就是减少对条件的依赖。心怀喜乐，就会感到喜乐，而无须想到某个对象。"我就是快乐。"不要去想那个项目，不要去想那个人，不要提起那个疾病，不要去想任何问题。要想象着那个开放、清净的天空发出的喜乐之光。

那里，没有丢失什么，没有缺失什么。那里拥有一切。那是我们培育功德的一种方法。在修 HUNG 音时，当我们反复哼吟时，我们要想象着一道蓝光从我们心中射出。这道光有助于我们无缘由、无条件地感受一种功德。而后，在那种特质的帮助下，我们安住于此。

藏文"禅修"（sGom）一词意为"了解"。我们不大了解我们本性的自发功德。我们感受到片刻的喜乐或爱。我们感到了，但很快它就消失了，而随后其他东西会让我们分心。这就是因为我们缺乏"了解"。如果我们非常了解空性和觉识，我们就能长时间地保持住自然生成的感受。了解非常重要。反复哼吟 HUNG 音就可以帮助我们了解喜乐的感受或慈、悲、喜、舍，而无需一个对象。

我们要花费多长时间考虑我们的各种问题呢？"我一直在纠结这个问题。我正想法解决它。我无法相信我仍然在做此事。我原以为我有些结果了。"我们像背诵一个咒语般地诵念着这些想法。很可能，我们诵念咒语和祷文要少于我们进行消极的自语。我们对这些问题思考的时间太长，过于频繁，过于琐碎，因此，我们的问题会变得非常棘手。当意念纠结时，出现在意念中的空间就非常小。重要的是回想一个更重要的内心之处，一个纯净的特质或一个开放的空间。

很大的力量是与我们把专注力放在什么地方有关。当我们不喜欢某事并纠结在一种境况、一个人、我们自身的健康，甚至我们自己的身份时，我们就在专注一些消极的东西。这种感受是消极的。我们常持续这么做而不是寻找另一个解决办法。我们深陷其中。"为什么我会有这种感觉？""为什么这个人要这么做？"我们不断地思来想去。重复这些想法有什么意义？如果我们在诵念一个咒语，我们反复诵念以积下那个咒语带来的积极善果。积德会产生一种力量。但是重复说："为什么我老是这么做？"或"为什么那个人老是那样做事？"不仅仅是提出错误的问题，而且还是在不断强化一种问题感，尤其是当我们重复这些问题超过三次时！一遍遍地重复同样的问题是对无识、无解造成的不安的结果。当我们反复地问同样的问题时，我们就会得到错误的答案。即便问题不错，但若是我们从错误的地方提出，结果也不会很好。在修五大金刚种子字符时，我们是在专注空间、专注能量或专注四无量之一。除了重复一个问题这种令人生厌的消极方式外，可以专注任何事情。如果你能做到那一点，就可能会产生积极的变化。一个非常常见的问题就是不承认我们需要同时改变我们的专注力。

或许你曾听说过这个熟悉的忠告："该放手，就放手。"这其中蕴含着智慧。但或许，你尚未完全发现那种智慧。当我们说"该放手"时，我们通常关注的是正在发生的事情，而并不是你放手时所揭示的东西。如果总专注对象或问题的话，就无法发现智慧，智慧被忽略了，因此，它会被障蔽。

因此，我们还是回到内心吧。此为何意呢？在此时刻，不要思考一个问题，在此时刻，不要让自己忙忙碌碌。要同时摆脱比较熟悉的忧虑体系。要呼吸一下。要感受此时此刻的一切。如果天空晴朗，阳光闪烁，若自心清净的话，这就是彻底地感受这一切的唯一方式。否则，无论天气多么晴好，我们的内心感受都会阴云密布。在阳光明媚的晴天里，你怀着阴郁的心情坐在公园里。你坐在禅修垫上，它既熟悉又过于舒适，这是你惯性思维的惯性坐垫。

　　还记得我们曾说过如何通过哼吟 A 音来专注空间之根基的吗？因此，"该放手"不过意味着要在我们内心找到一个澄明的空间。甚至在我们的散乱之心的乌云中有一条"缝隙"都有可能非常强力。空间肯定比占据我们的境况要强大得多。要花些时间去承认并相信这一点，这也是我们进行禅修的原因。由于我们总是花时间去专注这些问题，谈论、思考和感悟它们，而我们实际花多少时间在空间感或空性上呢？我们内心的开放空间出现得越来越少，而我们的问题变得越来越棘手。一旦我们开始专注我们的内心空间时，我们就已开始了一场非常强大的改变。

　　不要思考一个问题，要在此时直接地感受你的身体、能量和意念。而后，要专注心轮，要反复哼吟字符 HUNG。HUNG 音的振动会渗入到此时的各种境况和模式中。当它们清晰时，当空间打开时，你要激活自己的意图以专注四无量之一。你最需要的特质已经出现，你要把专注力引向它。要从心中射出蓝光，要专注空间与觉识的不可分状态及慈、悲、喜、舍带来的力量。你要一遍遍地专注，要安住在那种特质。

把四无量视为内外通道十分有用。前者通往我们最深层的本质，通过后者我们可在世间表达出善行和美德。通过这些通道，我们可以直抵我们内心的核心处，即空性与觉识的和合。它们会帮助我们识认内心的本质并安住于此。这是"智慧"方面。正是这种智慧可以斩断痛苦。智慧可定义为对空性的识认和觉明。因此，智慧就是斩断无明这个痛苦之源的一把利剑。通过空性与觉识的不可分状态，我们能在世间自然地表达出圆觉能量带来的特质。

在你安住空性与觉识的和合状态时，你感到更快乐了吗？绝对如此！如果你以这种方式安住，你会更加快乐。你专注了示现、潜能和思绪涌动，你会感到较少的阻障。我们大多数人都会承认，喜乐与感受自由有关。自由的终极感就是不受境况约束的意念。我们大多数人没有感到不受境况约束的意念，也不承认这种无拘无束的状态。当我们感到的阻障消除时，我们通常才会承认有自由。感受自由的这种感觉十分美妙，因为，以前受阻的思绪涌动

藏式声音疗法

现已被打通。

当有人妨碍你的思绪时，你会感到痛苦。人生之美在于思绪涌动。我使用"思绪涌动"一词意指空性与澄明的不可分状态。"大乐"通常是用来描述这种不可分状态之感的一个词语。当空性和觉识出现时，我们就会感受大乐，一切功德就会自然地示现在大乐中。这指的是自然圆满（已经出现的圆满）。

在空间与光的不可分状态中，四无量会自然出现。如果我们进行修持以专注喜乐，我们就是在减少我们喜乐的理由或条件。我们专注喜乐，把它视为一种内心感受，心中一种强烈的存在感。在修持的这一时刻，我们并不是在想喜乐的表现方式（我们稍后会有所专注），因此，内心的喜乐感会来自空性与觉识的不可分状态。

人类耗尽一生的大部分时间试图获得幸福，但是在各种错误的地方在寻找。我们该在何处寻找？首先，我们要看看我们的痛苦，并憎恨痛苦。我们想要摆脱痛苦，我们寻找或等待某人某事能使我们幸福。我们等待奇迹发生，等待外因和外在境况的出现。我们耗费太多的时间试图幸福起来，或把我们对幸福的希望寄托在未来之事上。在真正意义上，这永远是不可能的。

我们如何才能找到真正的幸福呢？要回溯本源，不要向外观看，要观看内心。首先，要净除障碍。不要通过思悟或解读进一步激活这些阻障。要直接专注身体、能量和意念。在身体层面上，要有意识地动起来。在能量层面上，要通过觉识和呼吸来调节气息（细微能量）。我们该如何修心呢？要直接观察，无须详述，也无须遵从生成的一切。我们无须规划未来，也无须思考过去，或改变现在。我们要顺其自然，我们要安住下来。显然，我指的不是辨思之意念带来的力量，我在谈论觉识带来的力量。我们的觉识并非思考或解读的产物。我们的觉识是我们重要的本质。

我们把修 A 音比作沙漠开阔的晴空；我们把修 OM 音比作弥散在那个晴空的阳光。现在，我们把修 HUNG 音比作阳光的反射。光可以反射出各种感受。在自然环境中，光反射在岩石、水面和花草树木上。从内心来看，会有慈、悲、喜、舍。这些特质就是空间和光的一种反射。这些特质是纯净无瑕的。

　　生成的信心就是无惑信心，这种信心生成于内心的澄明和活力。空间与觉识的不可分性带来的智慧就是平等相智。比如说你注视你所爱之人或聆听你喜欢的音乐时，你只是在想："这太美了！"当然，你可把那种美感归于那个人或那段音乐，但它也是因为你所处的那个空间。

　　当你真正喜欢一个人或一件事时，那就意味着，在你对那人或那事的认知中空间和光的很好平衡。你的心量拓开，这会让你感到快乐。你越是想抓住、掌控或控制你感到愉悦的那种感觉，你就会越感到痛苦。而重要的是要指出，当空性出现时，那并不意味着我们远离了自己的感受。它意味着那种联系已经存在，没有受到我们贪执之心的干扰。正是这种联系与空性的平衡产生了幸福快乐。"你让我感到快乐"的说法并不正确，因为不是"你"让我感到快乐。因为，如果是"你"让我感到快乐，那么，明天你还应该让我感到快乐，再过一天，无论发生什么事情，你都得让我快乐，因为你是我快乐的理由。显然，这种逻辑是行不通的。

　　空间、开放程度和联系都产生一种十分美好的感受。当你开始无法不再对他人敞开心扉时，你的幸福感或喜乐感都会降低，即便他或她依然是曾给你带来快乐的那同一个人。

在日常的经历中，我们把一种爱情关系称作"蜜月期"。你的伴侣为你开门，为你搬动椅子。你会为她烹制可口的菜肴，你会给她送花。会有无数的小举动，它们自然生成于我们感到的具有灵感的空性。随着开门或搬动椅子的次数越来越少，最终，你发现可以交谈的东西越来越少。对一个自由开放的空间的感觉正逐渐降低。不知怎的，那个人现已影响占据了你的空间。你发现自己在说："我真的需要一些空间。"但通常，我们说这番话的真正含义是"我需要离开你，这样，我可以重新做回自己。"为什么那个人对我们会有这样的影响呢？因为我们不承认我们内心的空间。我们把专注力放在那个对象或占据我们内心的东西上，而不是希望净除、专注和承认内心空间。

当你开始承认这个内心空间时，你就能够更好地保护那个空间。你的专注力不会经常地陷入那个对象上。你会发现，外在境况对你的占有和干扰越来越少。当一个外部境况对你的占有愈少时，就会为自然关系留下更大的空间。人生会有越来越大的空间，正如现在一样。事情需要较少变化以让你适应感到安全。我不是说这很容易，但事实就是如此。

HUNG 音带来的特殊感受或禅修感受留在空性与澄明的不可分状态中，这被视为大乐。感受 A 音（对"空性"的识认）与感受 OM 音（对明光或澄明的识认）是密不可分的。"空性"与"澄明"是密不可分的，你无法分开它们。你敞开了心扉，你是有意识的。你是有意识的，你敞开了心扉。安住开放觉识的那种不可分状态就是大乐。安住在澄明与明光不可分状态就是安住那种不可分的状态，即不二空间。这些就是大圆满教中所述的空性、澄明和大乐三种禅修感受。修 HUNG 音，禅修感受便是大乐。

修 HUNG 音带来的一般感受是一种快乐感。"我不知今天天气如何？"你打开窗子会说："哇！"你抬头望天，阳光灿烂，连续三天的乌云和雨水一扫而空。那种小乐就是一般的感受。由于乌云散去，你会产生一般的感受。在内心层面上，你的惑障已被净除，你产生了一种空间感。在那个空间里会产生内光。由于那个空间和内光，就能感受到大乐。那种大乐会让你敞开心扉去示爱。当你感到快乐时，就非常容易去示爱。当你闷闷不乐时，很难做到去示爱。甚至当你想去示爱时，其他消极的情绪会轻易地占有那个空间。当你遇到糟糕的情况时，你有可能会立刻被激怒，会对你所爱之人恶语相向。

我总是喜欢以我的一个朋友为例。她希望与母亲建立一种更为融洽的关系。她意识到母亲年事已高，她想改变对她如此深爱之人的戒备、易怒的惯性模式。在理性上，她承认这种戒备模式并想要改变它。她思考这个问题并决定做出改变。于是，她计划在一个美妙的周末去看望自己的母亲，她计划她们一起外出用餐，去看场电影，一起放松一下，分享彼此。周五下午，她下班后就驱车离城前往她母亲居住的郊区。她遇到了交通阻塞。她忘带手机，因此无法给母亲打电话。她很晚才到。刚一打开门，母亲就用"你迟到了，你知道我有多担心！"这句话和她打招呼。而后，母亲接着说："哦，你看起来很疲惫，你睡够觉了吗？你的头发怎么啦？不是新的发型，对吗？"那足以唤起女儿心中惯有的模式，她的戒备、易怒的情绪自然爆发，她们二人再次回到同样的争论中。

我朋友的修持远没有真正达到精深的程度以使她希望的改变可以自然显现。从理性上看，她希望有所改变，但如果她能把专注力引向内心并净除各种阻障来感受爱的话，或许可以以另一种方式来理解她母亲的话。或许，她可以笑着答："是呀，我的发型整个星期都很得体，只是到周五就常会有点乱！我一定是太期望能与您今晚一道外出了！"那就是可能会发生的一切。如果她的修行已成熟于心，或像其母亲的话那般深深地触动她，她可能会做出那种改变。至少，她不会认为自己百分之百地成为母亲评论的对象。

因此，我们把一种意愿引向自心时（如此例中，是培育爱心的意愿），我们要反复哼吟 HUNG 音，要感受爱的出现并以蓝光形式将那种感受射散出来。我们不是在进行计划或思考，我们只是把心量拓开去接受爱的感受。

爱的感受从何而来？我反复强调的是：它来自

67

明光和空间。当阻碍或阻障被净除并生成一个空间时，我们自然会感受到光或觉识的某种示现。在光与空间的和合中，自然会生成大乐之感。那种大乐会成为感受爱的一粒种子。就这么简单，就这么符合逻辑。

A、OM、HUNG 所指的力量是很多人没有意识到的一种力量。人们常常不知道，从一个深邃的内心之源去专注和修持会有助于积极的外在变化和转化。在西藏，这一过程尚未得到清晰的表述，因为，藏族人并不大关心外在的表现形式。而在西方世界里，我们认为这是非常重要的，以至于我们几乎是全身心地陷入外在表现形式上。而我们内在表现形式受到内心之源和观点影响的程度及我们如何有意识地接近内心觉识是另一个问题。

我们净除阻障、开拓心量、识认潜能并用 A、OM、HUNG 三音激发潜能。当我们继续修下一个金刚种子字符时，我们希望让这种潜能成熟起来以便能为利益自己和他人而得以示现。

第四字符 RAM

第四章　第四字符 RAM

反复哼吟成熟之 RAM 音。

从脐轮射出红光。

人所需之一切圆满特质，

如果实般在阳光的温暖下成熟。

禅修这些自然生成之美德，

净除感情冲突之恶魔，

以此获得成熟信心。

愿我能获取妙观察智。

　　第四个金刚字符是 RAM。修 A 音，我们获得不变之身，OM 音是无休之语，HUNG 音是无惑意念，现在修 RAM 音，我们就让积善特质成熟完满。当你反复哼吟 RAM 音时，要把你的专注力放在脐轮上。当你专注 RAM 音之力时，要想象着你的阻障在被燃烧，你的积善特质充分成熟。修 RAM 音后，我们要继续修持，把健全的心智和圆满特质带到这个世界。

有时，我们感到喜乐，但在我们的生活中却找不到表达方式。我们不承认有示现这种特质的机会。为什么我们需要一种内在特质具象化呢？从本质上讲，这是没有必要的。我们完满如常，但我们生活在一个充满各种境况的世界里。在我们生存的这个相对世界里，重要的是我们的功德会找到表达方式。

你最初的意图是希望不靠任何对象来培育四无量之一，现在，你感到那种特质可能正走进你与伴侣、家庭、工作的关系中及任何需要它的地方。要把你生活中的那些地方带入你的意念中，在这些地方需要你已经专注的那种特质。当你哼吟 RAM 音时，要想象着那种特质以红光形式从你的肚脐中心向外散射。当你发光时，就会把慈、悲、喜、舍投向你的各种人际关系、工作场所，投向这个世界的冲突之地或任何所需之地。你正把它投向匮乏之处。你在内心专注的事情现在找到了与某事的非常具体的关系。它在成熟，变得更加具象。要想象或感受那种特质，你已在心中感受到了它。而此刻你在他人面前也感受到了它。要想象着慈、悲、喜、舍功德正向他人投射。要想象着他人受到光的积极影响，如同阳光催熟果实一般。要想象着你能看到他人身上反照出来的那些功德。

我们以空间、觉识开始，而后，出现了圆满特质。对你而言，慈、悲、喜、舍的独特特质可能已经示现，但还不够成熟。RAM音会让它成熟。当一种功德成熟时，它就变得真实、外在、可以发挥作用。它变成了一个可以互动的故事，成为可以帮助他人的东西。真实的示现就来自那个成熟的特质。

修OM音，我们会承认美德的无限潜能，修HUNG音我们赋予一个特殊的特质巨大的能量，现在，修RAM音，我们让那个特殊的特质成熟起来使之得以在世间示现。无论是在我们的职业生涯还是在各种人际关系中，可能会有许多我们需要让之成熟的潜在美德以便在人生中示现它们。我们大多数人都会认为，在各种人际关系中，我们会变得愈发亲密和坦率。通过回归我们的内心并发现一块清净的内心空间，我们就可以更加向他人敞开心扉。

在修字符RAM及接下来的字符DZA时，拥有有分别心觉识是有用的，有分别心觉识就像起过誓之僧尼的觉识。例如，你起誓不偷不盗。在你结束两天禁食后，你看到摆在桌上的丰盛食物。尽管食物不是为你所准备的，但你还是想尝一下。你会想："我该吃吗？我太饿了。不，我已发誓不偷不盗，也不吃不是为我准备的食物。"情况的确如此，你觉得你应该去吃，但你的正念①说："不，我曾发过誓的。"那种想法对我们培育慈、悲、喜、舍极为有用。例如，当你在生活中遇到一个难缠的人，你知道你会陷入关系紧张的地步。你知道他/她会说出对你有极大影响的话。只需要有正念，你就可以改变周围的事情。当诸如慈悲这样的特质尚未达到百分之百的成熟时，正念会十分有帮助。如果一种功德已百分之百地成熟了，你就不再需要正念了，因为那种功德就是你俱生的样子。当慈悲尚未成熟时，正念总是会有帮助的。需要一定的努力才能示现功

---

① 正念，八正道之一，其他为正见、正思、正语、正业、正命、正精进、正定。八正道亦称"八圣道支"。欲想达到理想境地的修行者所要具足的实践德目。三十七道品之一。——译者

德。在律藏^①中，教法的主要部分包括了寺院生活的行为规范，其中正念最为重要。律藏并没有谈及自发之功业，而谈到了有关自律的一些誓言。

在表现形式上，阻障和惑障都更为清晰可见。这就生成了行为规范和法律。人们认为，如果我们失控了，世界就会变得一团糟。但情况并非原本如此。什么使得一个细胞变成一颗心脏，而另一个细胞变成了一个肺？没人坐在五十层楼上背后操纵，精心策划这一切。天然智慧是与生俱来的，自然圆满也是如此。这只是在我们内心如何找到它的问题。

妙观察智是专注字符 RAM 的"智慧"。当一个东西成熟后，它就会有自己的特点，会有故事。它是可辨识的或特色鲜明的。看看一根孔雀毛上的色彩和图案吧。使果实成熟的阳光就是对字符 RAM 的比喻。当光照射在某物上，光照的任何东西就会成熟。当东西成熟时，它就会展现出无限的特点。一朵花会变成蓝色，那朵花会变成粉色。这些特点

---

① 正律藏（Vinaya），佛教术语，为三藏之一，内容是有关佛教戒律的规定与讨论。——译者

会展现成熟带来的温暖。会产生个性。任何东西都不会混乱成一团糟，相反，细致独特的表现形式来自那道光，那种热量。这就是字符 RAM 的力量。

字符 RAM 带来的信心是成熟的信心。例如，你对自己对他人感受到的爱充满信心。你毫不犹豫地向他人表达你的善意。你看到生活中可以示现美德的众多机会。

字符 RAM 的力量可以消除消极情绪之魔。消极情绪之魔指的是我们的心魔，即嗔、嫉、慢、贪、痴。当一个人慈、悲、喜、舍，这些善业在其细节和特点中成熟起来时，这些魔就会被克服。

燃烧的潜能之火就是对修字符 RAM 的感受。当极富创意的人走进一处新的地方，他们能马上认出在那里的各种可能性。他们能够吸收和动用各种资源。他们能创造出资源，因为，他们拥有潜能。这并不是说，他们掌握着各种工具和材料，而是他们拥有潜能。有火焰，就会有强大的内火。

"圆觉"功业和普通功业有什么区别呢？圆觉功业不是事先预定好的。要心怀内心之乐前行，功德自然会为任何需要它的人示现。那就被称作"圆觉"，因为既没有特意的规划或目的，只在有需要的时候它才会示现。这与前面例子中那位妇女不同，她行驶在高速公路上，计划在周末去探望母亲。因为心中有一位特别挂念的人，因此，她的功业算不上"圆觉"。当有人在路上挡了她的道，她可能向别人发火，即便她没打算向母亲大喊大叫。当然，到头来，她对在她前面开车的那个人大喊大叫，对母亲也不例外。这当中根本看不到"圆觉"特质。当有一种圆觉特质时，这种燃烧大乐就会出现，它随时可以呼之欲出。对于一位圆觉者，无须示现这种特质。各种环境就是它示现的唯一理由。如果因为要帮助他人而需要示现这种特质，它会自行示现。

因此，什么是圆觉特质呢？最圆觉的行事方式是什么？我们如何能以更圆觉的方式相处呢？我认为这很简单，它就是我们的感受，一种空性感。我们并非置身其外而是身在其中。空性与觉识的不可分性就是智慧，而这种智慧必须以任何形式的功业出现，示现慈悲。

只要智慧和慈悲示现，功业就会更加"圆觉"。如果一种关系中蕴含智慧和慈悲，那么，它就是一种更加圆觉的关系。

　　大圆满教法谈到为了利益众生以多种方式化现的众多觉者。我们可以谈谈善相的、豪爽的、强力的、怒相的各种化身。特殊形式的化身源自一种燃烧的潜能，因为，有情众生需要那种化身。有些人从善相化身中获益，有些人则需要一种更怒相的化身。这并不意味着，平和或慈心善意不起作用。但善意的姿态是与他人有关的。这是关乎回应的问题。需要示现，你就示现出这种特质以回应这种需求，而不是按照自己的想法着手处理一种境况。我知道，有一个人很喜欢听到他人的问题。他在向你打招呼时会问道："你好！"如果你回答说："我很好，你呢？"他就会把你的手握在自己的手里，直视你的眼睛，重复道："你真的很好吗？"你几乎可以听得到对他问题的回答，那是他想要听到的。看起来，他仿佛在说："你能确定你真的很好吗？请告诉我你的问题。"他实际上在用这种方法让你觉得有点歉意。他问你好的目的实际是想听到你说你不太好，这样，他就可以关心你。那可不是"圆觉"！

　　如果有人找你帮忙，你用帮助作为回应，而不是以"我认为你需要我的帮助"的态度出现，这种帮助似乎更有用。有时，当你想"你需要我的帮助"时，你实际就是需要帮助的那个人。因此，如果你需要帮助，做出的回应就不是"圆觉"的。空性是会缺乏的。当空性缺乏时，智慧就会缺乏。当智慧缺乏时，就不会有有关欲望的圆觉之物可以提供帮助。它只是变成了另一种需要。

当你身处那种境况能认清这一点是会有所帮助的，因为你有方法，通过哼吟 RAM 音可以克服自己的心理预期，再次为自然自发生成的功德的出现打开空间。如果你不能看到自己的惑障，你就不会去寻找克服它们的方法。通过反复哼吟 RAM 音，你就可以清楚自己的工作计划、想法和心理预期，并为他人的需求彻底敞开心扉。

躁动的热情和激动是对字符 RAM 的一般感受。你会从事你喜欢的一个项目，你可以熬夜去做。在寺院辩经院学习的时候，在学习之外有许多令人兴奋之事。作为训练的一部分，我们参与了很多生动、富有哲学意味的辩经活动，常常辩至深夜。一天晚上，一个僧人参加辩经后返回，他的头脑中充斥着各种问题。他如此投入辩经的话题，结果在用手敲击门环准备入室时，他停了下来。突然间，所有这些辩经技巧出现在他的脑海中。直到天明，他才结束去想自己记忆中的东西。他整晚站在房边，继续想着那些精彩绝伦的辩经。当他最终完全弄清他的发现时，他才意识到自己已在门口站了五个多小时。

相比而言，当我们努力去做自己不想专注之事时，我们知道那有多难。坐下来，花上两个小时专注某件事直到结束可能是很难的。你可能认为这很重要，但你真的感到它在你的内心吗？字符 RAM 真的存在吗？真的有燃烧之火吗？对字符 RAM 的一般感受就像躁动燃烧之火。当慈、悲、喜、舍通过字符 RAM 变得成熟起来时，我们才会不断地感到我们生活中功德的强大力量，而那种特质的示现是自然的、无须费力的。

第五字符 DZA

第五章　第五字符 DZA

反复哼吟功德之音字符 DZA，

从护乐轮向一切受苦及有需之芸芸众生射出绿光，

犹如嘉禾可以果腹一般，

四无量会带来幸福和自由。

外障可被消除，

可获致浑然天成的信心，

愿我能感悟成所作智。

　　现在我们该谈一下最后一个种子字符 DZA，即功德种子字符。字符 DZA 可以把我们带到可以表现自己的地方。例如，我们有一个项目或工作要做。我们要创造一个空间并腾出时间去做。我们要搜集信息，集中精力，做好计划并开始实施。毫无疑问，在我们的一生中有用这种方式完成众多项目。有时，我们能充分地享受这个过程，有时，我们可能会认

藏式声音疗法

为这个过程困难重重或令人不快。不过，我们会感受到空间、时间、能量、功业和结果。

当我们仔细思考喜乐或另一种纯粹个人或精神特质时，我们或许心存某种意愿，但我们可能信息不够或不能即刻采取行动，因此，结果也就变得遥遥无期。那能够发生改变的。由于修字符 DZA，我们就能设立目标并清晰地表明："这就是我的愿望。"

在物质层面上，在生活中，我们总会有想要完成的具体计划和事情。在精神意义上，你想要完成什么呢？我鼓励你要有一个目标。要设立一个目标并制定出清晰的计划。

我们总是对将做之事拥有一些良好的想法，但更难"展现"它们。在修五大金刚种子字符时，我们会找到展现的勇气，我们的感受会完全不同，会有一种被密封或被确认之感。在我们这个西方的物质世界里，这种方法非常重要。我们重视真正的行动和积极变化。我们并不餍足于背诵一句咒语，并认为来生我们会从中受益。我们希望看到更快的变化。如果想看到更快的变化，你就需要拓开心量，识认并信任空性，唤醒圆觉特质，精力充沛地感受它并自觉自愿地加以展现。

如果喜乐是你培育出的一种特质，那么，制订计划加以展现就意味着在说："我希望快乐，正是因为如此，我想把某种积极的能量带到工作场所去。我想擦拭我的办公桌，带去一些鲜花，每天花点时间和周围的人打打招呼。"要承认你需要在工作场所做出一些改变。由于你已培育出了一些能量，因此，是有可能出现这些变化的。你代表着那种能量，因此，到办公场所后，你就会自然而然地有所表现。在各种人际关系中，人们常会议论要花些宝贵的时间参加聚会，由于有繁忙的日程安排，因此，人们只好常常计划或安排出这个宝贵的时间。现在就这么做吧。要思悟一下你欲想把慈、悲、喜、舍带入的那些生活领域。

可能你以前曾多次产生过这种意愿，为什么这次它会有所不同呢？这次的不同是因为你在内心做了很大的努力。你已经拓开了心量，你已经培育出与自己内心的某种更深层的联系。你已经识认了存在内心的开悟特质。你已经了解了这些特质。它们一直存在，积极活跃，随时都可显现。当你说："这是我希望特质能够显现的那片区域"时，你就是在识认那道门，特质只有通过它才能得以显现。这个过程效果明显。但如果你没有做好前期工作，特质就不会显现出来。

人们常常不明白，为什么他们不能拥有美好意愿并会对自身的缺点和弱点得出负面的结论。或许，他们感到自己是他人或环境的受害者。实际情况是，如果内心功课尚未做好，就不会有任何示现。独自思考无济于事，你需要敞开心扉、感受、关注、培育，而后让某种东西显现。如果你没有打开自己的内心深处，如果你真的并未感到那些功德，或甚至没有意识到它们存于你的内心，那么，你如何能够期待功德的显现呢？如果此时你与父母关系紧张，如果你没有敞开心扉并专注自己内心的功德，你怎能期待在节日餐桌上会产生积极的效果呢？这没有用的。在去餐桌前就要做好内心功课。

这种修持的一个重要原则在于，无论在修字符DZA时你做了什么，如果你没有意识到字符A，一切都毫无用处。人们常常不能理解这一点。我们努力在表现。我们没完没了地自语道："我为什么生气？我为什么又这样做了？我是怎么了？"我们翻来覆去地重复这些话语，但什么都没有改变。我们见不到好事。在某种程度上，棘手之事就是究其原因。有时，我们并不是真的在寻求解决问题的方法，我们是在寻求责难。或者，我们在通过一个思考过程来找到某种解决办法。我们得出某种结论，我们会说："有这个问题还不错，我在接受我自己，我在承认自己的局限。"我们此时得出了某种有分别的结论，而不是一种更深层的、无分别的舒适感。为了让你产生一种更深层的疗愈感觉，需要打开内心深处的东西。占据你的那种纠结需要消除。要反复哼吟 DZA 音，释放出这种纠结和努力的感觉。

在人类社会中，我们通常依从各种法律、誓愿、伦理准则而生活，从军事到宗教，从家规到政府结构。但很多时候，这些结构并不是我们的自然部分。如果社会更开化的话，那么，执法就会最低。各种规章制度或执法将会毫无用处，因为，人们会在内心感到它们的价值，而不是被迫以某种方式去行事。

你的表现是出自内心深处的一个清净、开放的空间呢，还是你做一件事是因为"应该做"它呢，这是因字符DZA而需要问的一个问题。有些人是依从礼教规范生活，他们从未真正受过他人的触动，也从未以真实的方式去专注自己的感受。因此，我们现在所做之事就是要返回内心之源。你能明白吗？我们不是简单地在想："哦，我需要爱这个人，"然后自言自语，讨论它没有发生的所有原因，然后加入为欠缺爱心的人组建的互助小组。我们需要返回内心之源。在这个修持中，大部分的鼓励办法似乎就是要返回。要返回进入自己的内心，要专注功德出现的一个开放的清净之地，要促发它出现在你的身体、情绪和自心上，而后让其成熟起来。在用此法修持后，你会在你的生活中自然出现对功德的表达。

　　帮助他人是圆觉者自然的、毫不费力的一种表现。那到底意味着什么呢？字符DZA本身就是毫不费力、自然而然的圆觉行为。它不是正在燃烧的火焰，它是行为本身。那就是字符DZA。在这种特殊或禅修的感受中，出于慈悲，圆觉者会以多种形式并根据受苦众生的需求表现出来。在我们的日常感受中，这就如结施与印①或向某人表达你的爱意那么简单。你对他人的赞美是发自内心的。你的内心是充盈的，你的双眼是润泽的，你的手势是自然的。那就是善行的一个简单时刻。

我愿与大家分享一个故事，它描述了这个修持在我们日常生活中的简单力量。我在波兰弘法时，有一组人花了两天时间一起修五大金刚种子字符。其中一位修持者恰好到访我们所在的那个城镇，当时他的继母患病，就住在附近的一所医院里。二十多年来两人关系一直很冷淡，他从未感到得到过继母的爱，也未曾感受对她的爱。他一直想要培养出一种亲近感，但情况很糟。于是，这个人来到静修地进行修持，我们在一起连续两天反复哼吟 A OM HUNG RAM DZA。最后，他讲述了这个故事，谈到因修持而发生的事情，他说，他打开了内心深处。他过去总是想："为什么她就不能改变一下，这样我就可以和她聊起来了？如果哪怕只有一次她能问问

藏式声音疗法

---

① 施与印（Varada-mudra），常见手印之一。手自然下伸，指端下垂，手掌向外，表示佛菩萨给予众生愿望满足，有使众生所祈求之愿都能实现之意。——译者

我的情况。"这是我们通常的想法，对吗？"如果你稍有改变，我就能和你聊起来了。"出乎意料的是，他通过修持走进了内心深处并敞开了心扉。他把心量拓开，感到内心的某种圆觉特质，随后他说："我得采取行动。"他的行动就是一次拥抱。在相互没有触碰的二十多年后，他拥抱了他的继母。他说，他感到，在那次拥抱中，他释放出了二十多年的能量。如果没有修五大金刚种子字符，他也不可能去这么做，甚至会认为没有必要这么做。她在此后不久就去世了。

当各种因缘成熟时，DZA音都不能被阻断。因此，当你哼吟这个极强的DZA音时，要专注位于中脉底部（大约脐下四指）护乐轮射出的绿光。要想象着这道光射发到你人生的各个领域（你希望在此看到积极效果）。与字符DZA有关的智慧就是成所作智。这种成所绝非凭空出现。看一下你人生中尚未完成的某些领域，想一下为什么会发生这些情况。或许，日常工作耗费了过多的精力，或许日常工作太困难，过于复杂，占据了你完全不想涉足的一个领域。如果你保持与A音的联系，那么，你的DZA

音就是纯净的 DZA 音。要想一下这种修持的基本原则。它甚至可能是一种良好的创业模式。如果某事受阻，你不必强行推进。你可以试着后退一步，并创造出一个空间。这个空间就在参与者中，就在那个境况中。在察觉到那种空性时，更多的解决办法就会出现在那个空间里。

因修 DZA 音而获的信心是一种轻而易举的信心，是一种无须自发性的信心，也是一种轻松自如的信心。这可不是你祈祷或培养而来的东西。它是作为你修持成果而自然出现的。如果你进行修持，你就会获得这种信心。

日常修持

第六章　日常修持

　　由于你已了解了五大金刚种子字符修持，我要鼓励你把它当作日常修持探究一下。如我在引言中提到的那样，这是能改变你人生的一种修持。为了把这种修持直接引入你每天的感受中，当你开始每段练习时，要想一个问题，它是你生活中愿意改变的一个问题。然后，要下决心培育出一剂良药以消除你希望净除的惑障或阻障。例如，你可能会注意到，你在向家人发火并批评他们时，你可能希望培育出爱，作为制怒的一剂良药。慈是矫正以自我为中心的世界观的一剂良药，喜是消除沮丧的一剂良药，而舍则是克服情绪波动或厘清人际关系中模糊界限的一剂良药。

　　在开始一段修持之前，你可能希望进行气脉练习（见附录中的描述）。这些练习有助于你在每个轮上形成一种清晰有力的专注力，而这些强有力的练习会净除阻碍安住空性的各种障碍。

　　需要记住的是，每个字符都与一个基本义理有关。字符 A 可以净除并让你与空性建立联系。字符 OM 会帮助觉识，即在那种空性中感受到圆满及各种善行功德的显现。修字符 HUNG，你就能专注你人生需要的一种独特的圆满功德（慈、悲、喜、舍），这是源自空性与觉识不可分性的一种特质。字符 RAM 会使那种功德日臻成熟并把它引入你的人际关系中。修字符 DZA，你就能在需要那种特质的任何地方自然而然地、轻松地展现它。

　　通过修持，你能熟悉那些简单的声音，它们会把你带入安住自心本性的状态中。当你开始修五大金刚种子字符时，我会鼓励你首先要强调你所专注的东西。或许，在你开始修持时，你会想法直接去熟悉把你的觉识带到具体轮上的那种感觉，并在哼吟字符时，感到声音发出的振动。或许，你发现你能专注代表每个字符的隐喻形象。如果是这样，你的修持可能就要在哼吟字符 A 的同时去想象并感受到那个晴朗、开放的沙漠天空，而后要安住于此。在哼吟 OM 音时，要想象着阳光散发在那个天空中。

在哼吟 HUNG 音时，要想象着光芒四射并映照在自然界的万物上。修字符 RAM 时，要想象着阳光使营养丰富的果实和谷物成熟。修字符 DZA 时，要想象着果实和谷物可以为饥饿之人和需要之人果腹充饥。或许，当你哼吟每个字符时，你会感到你与彩色之光的光辉建立起一种联系。修字符 A，你会从眉间轮射出白光；修字符 OM，你会从喉轮射出红光；修字符 HUNG，你会从心轮射出蓝光；修字符 RAM，你会从脐轮射出红光；修字符 DZA，你会从护乐轮射出绿光。当你对这种修持愈发了解时，你就能逐渐理解字符的含义及它们神圣的特质。重要的是，在哼吟每个字符后，要安住内心那个打开的空间。

我还鼓励弟子们把他们正在培养的特质带入日常生活的表现当中。当你从每天的修持站立起身时，不要把修持留在你的坐垫上或禅堂里。如果你始终在培养爱，就要在一天当中用某种手势表达出那种爱。不要仅仅对他人有关爱的想法，要表达出那些想法，去发一封电子邮件、写一张明信片或打个电话吧。

三德

在开始某段禅修之前，即使开车上班，你都要在车里哼吟金刚字符，重要的是要培养出强烈、清晰的意愿以在禅修中获得圆觉证悟，这样你就可利益他人。这是第一德。而后，在你实际修持时，要专注空性和觉识，呈现出你的自然状态。这是你主要的修持，也是第二德。最后，在禅修结束时，重要的是要把修持所获之益奉献给芸芸众生。要祈祷，愿修持所获的利益均可为受苦大众所用。要通过想起生活中具体的人（你认识的那些需要帮助的人）以唤起你的真情实感。要从内心真诚地这样祈祷，愿你修来的积极善业能大量激增，能被封存，不会缺失。要牢记三德。

姿势

在修五大金刚种子字符时，我建议你要坐在地板的垫子上，呈五点坐姿：结跏趺坐，脊柱挺直，展开胸部，双手置平衡位置（双手掌心向上，左手压在右手上，置于腹部脐下约四指处），下颌微微下垂内收，使颈背拉长，双眼下垂。目光凝视着鼻尖线。

在哼吟每个字符时，你可以闭上双眼。当哼吟每个字符后安住时，我建议双眼睁开，安住你面前的这个空间里。如果你认为这会让你分心的话，你也可以闭上双眼。

如果你无法坐在地板的垫子上，你可以坐在椅子上，将双脚放平地上，要让你的背部挺直，不要靠在椅子上。

修持

让身体、呼吸及自心放松下来。要专注此时此刻。要形成一种清晰、真诚的意愿，希望从这个修持中为自己也为他人获得疗治和益处。其次，要把一个你希望改变的境况带入自心。当你把这个希望带入自心时，你就会直接即刻地感到，你怎样才能从身体、能量和自心上感到它。要清楚现在阻碍或困惑你的东西将会成为实现更加开放的一条通道，也会变成为他人利益而获解脱之修法之道的一部分。

要逐渐地把你的专注力引向眉间轮和顶轮。当你哼吟初始 A 音时，要想象并感到字符 A 的震动及

藏式声音疗法

疗愈之力会消除和净除身体与情绪的障碍及意念之障。要继续哼吟 A 音，想象并感到 A 音的振动会消除消极情绪并净除在此时刻你感到的任何不适。无须评判你的感受或感觉，要继续哼吟 A 音。当你哼吟时，就会从眉间轮射出白光。要逐渐感到与那个声音越发深层的关系。

A…A…A…

当你专注内心空间时，要继续哼吟 A 音，内心空间宛如有着透彻晴朗天空的广袤荒漠。要想象着你的各种想法消散进入这片晴朗的天空。要感到这个内心空间。这样，你就能克服深层的恐惧，在空性（你此时感到的空间）里感到信任和信心。

A…A…A…

要安住内心的这种空性并专注之。要安住空性，无须改变或详述什么。

要逐渐把你的专注力引向喉轮，要继续想象并感到一种无障的深层空性。要对空性带来的那个空间充满信心。要在空性带来的那个空间里感到完满。

97

此时此刻，你的人生应有尽有了。内在本质因一切功德而完满，无须任何外因或外缘。如同镜中影像一样，一切感受都得到清晰的反照。当你哼吟神圣字符 OM 时，要专注这种完满之感。要将你的专注力保持在喉部，当你反复哼吟 OM 音时，就会发出红光。

OM…OM…OM…

要在内心深处产生一种完满感。一切应有尽有，无一缺失。要在那种空性中感到觉识之发光特质，要感到太阳照耀在那片晴朗的荒漠上空。在那种空性中，你要全心投入并有所意识。

OM…OM…OM…

安住：开放，觉识，完满。

要逐渐把专注力引向心轮。要在心轮上感到清净的空性。要反复哼吟神圣的 HUNG 音，要让声音帮助你专注得越来越深。当你在心轮上产生一种更深层的空性感时，要想象着慈、悲、喜、舍四无量功德的显现。把要感受一种特质的清晰意愿引入自

藏式声音疗法

心。当你继续哼吟这个神圣之音时，要强烈、深层地感受之。要感到这一特质带来的热量。这是内在特质，无须任何境况或缘由。当你射出蓝光时，要感到这一特质在你心中变得越发强大，越发生动，充满活力。要反复地哼吟神圣的 HUNG 音。

HUNG…HUNG…HUNG…

要在内心开放空间里继续感到这个特质。要通过你的身体、皮肤和呼吸感到它。要感到这个特质源自你，发出光芒，就像阳光散射在广漠的晴空里。要感到那种特质在发光，不受任何评判和有分别心的控制。当你继续哼吟时，要让光流动起来：

HUNG…HUNG…HUNG…

在特质的帮助下安住。

要逐渐地把你的专注力引向脐轮。当你哼吟金刚种子字符 RAM 时，要想象并感到火的特质，它能激发你在内心感到并培育的功德并让其成熟起来。要感到这种特质随着神圣 RAM 音带来的火与能量不断增强。当这种特质增强并得到 RAM 音的加持时，要感受到它。RAM 音会使那种特质成熟起来并战胜各种消极情绪。当你哼吟 RAM 音时，要想象着这种功德正把光发射到需要这种特质的世界各地。

RAM…RAM…RAM…

就像阳光使果实成熟一样，这种特质会通过 RAM 音之力成熟起来。要发出功德红光以惠及你的工作场所、你的人际关系及你的家庭。要把这种成熟特质之火光发散到你人生的不同地方，直至你看到某些转变和变化。

RAM…RAM…RAM…

以成熟之感而安住。

要逐渐把你的专注力引向位于中脉底部的护乐轮上。当你哼吟神圣 DZA 音（功业之音，即自发的、轻松的功业之音）时，要想象并感到一种强烈的、正在显现的特质。当成熟的特质遇到适当的环境时，要感到它正在充分自发地显现。DZA 音可以帮助你轻松地展示那种特质。你会在你的人际关系中自然感到那种功德。你会在家中自然地发现那种

藏式声音疗法

特质。要继续哼吟 DZA 音。善果已经成熟并被众人享用。那种功德会示现在你的人生中，利益他人。

DZA···DZA···DZA···

要继续感到那种自发的示现，并从护乐轮发出绿光。要感到字符 DZA 的振动在净除妨碍自发示现的各种惑障。

DZA···DZA···DZA···

安住轻松的信心。

附录　气脉练习除障法

　　为了促进对身体、能量和心理惑障的消除，我建议进行五大气脉练习的修法。这些练习是具有影响力的，在开始修五大金刚种子字符之前就可进行这些练习。我将详细描述五种练习的修法。在我的著作《色、能量与光疗法》中也详细介绍了它们。在藏语中，Tsa 有"脉道"之意，lung 的意思是"生命气"或"风"。通过把对自心、呼吸及身体动作的专注力聚合在一起，我们希望在每次练习中都能开启身体上的一些特定的轮（能量中心）并净除干扰和阻碍我们识认内心纯净开放之空间的各种惑障。

三大脉道

　　在通过气脉练习除障时，要想象着体内的三大脉道（中脉及两条侧脉）。这些脉道是光构成的。蓝色的中脉通过身体中央上行，从心脏处稍稍变宽直至头顶处开启。据描述，中脉与一根竹剑的直径相同。两条侧脉（次要脉道）为红白两色，直径要稍小一些，它们在中脉底部（大约脐下四指处）与之交结。侧脉从这个交接处沿身体上行，平行分列于中脉两侧。中脉直上穿过头顶，侧脉则在头盖骨下弯行，在眼后通过，在两个鼻孔处开启。右脉呈白色，代表方法（善巧）或特质。这是阳性能量的脉道。左脉为红色，代表智慧，是阴性能量的脉道。

沿中脉几个轮特质特征不同，它们为禅修者提供了不同的机会。中脉是我们的禅修之道。它不是真正的道路或公路，而是一条道，一种意识流。如果你感到清净，清净就是一种本心状态。感到完满就是一种本心状态。感到功德的示现就是一种本心状态。感到特质的日臻成熟就是一种本心状态。示现就是一种本心状态。因此，尽管它是本心，但每个本心都是下一个层级修持的基础，那被称作道。

有时候我会开玩笑地说，如果你非常爱某个人，你就应当说："我发自中脉地爱你。"这比从心底爱一个人更好，因为，当你说"从心底"时，你可能指的只是你的情感。中脉是你内心完整性的一种清晰、公开的表现形式。

根据经验，安住中脉就是发现内皈依。一个人要专注身的静止、口的寂静和意的空寂。这是安住内心的一种深层感受，要完全觉知地彻底安住，而不要靠睡眠来安住。我们都知道如何靠深度睡眠来休息一下，但靠完全觉知来安住可不是人人都知道该如何去做的一件事。气脉练习非常有用，它们可以消除对完全觉知的深层安住造成的各种阻障和惑障。

侧脉通道练习

你能做一种简单的练习以训练同时专注自心和呼吸，并随着这些脉光的出现开始了解你自己。要吸一下气，要感到清新、滋润的空气通过鼻孔进入你的身体。要想象着气息沿着红白侧脉的通道行至脐下四指处的交结点。在此稍稍屏住呼吸，要让专注力保持在这个交接处。要强调屏气，轻轻上提骨盆、肛门和会阴处的肌肉。然后，要缓慢地，有所控制地呼出气息，不再屏气。当气息缓慢释放时，要让它通过侧脉通道沿身体上行并通过鼻孔呼出。要感到这种正在释放的气息会把身体、能量和自心中的阻障和惑障带走。要想象着这些惑障会在广阔的周边空间里迅速消失。要重复再三，要吸入能滋润和帮助你专注力的新鲜、洁净的空气，要让气息沿侧脉通道下行至交接处，要稍稍屏气，并保持在交接处的专注力，与此同时，要如前所述上提肌肉，然后释放气息。当你通过鼻孔缓缓呼气时，要让气息沿侧脉通道上行在体内运行。

最初，你能连续做二十一次呼吸，然后休息一下，只要感受新鲜，就要毫无造作地安住这一时刻。最后，你可能希望不断增加次数直至能舒服地这样呼吸一百零八次。这样，你就能更加稳定下来，更加了解脉道通道及释放的原理。你也能训练你的专注力，让它变得沉静、清晰。在这个预备性的练习中，如果没有意识到中脉的出现，我们就不会主动去修中脉里的生命气（或气息）。

五大气脉练习

在五种练习中，每一种练习的呼吸都分有四个阶段：吸气、屏气、再吸气、呼气。在每种练习中，你都要通过鼻子吸气，要想象着气息沿着侧脉通道运行直抵交接处（如前所述）。当气抵达脐下的交接处时，两条脉道中阳性和阴性能量就会合而为一上行至中脉。要想象中脉充盈着积极的能量，这种能量会上行至特定练习中你所修的那个轮。整个这个过程都要屏气，把专注力放在那个特定的轮上。

要在每次练习中具体指定的那个轮上屏住气息，同时，要持住气息带来的功德，如同宝瓶盈满甘露那样。然后，不要呼气，要再次吸气，要吸入一点更纯的空气，在气息运行过程中，要继续屏住气息。这种再次吸气会增加热量和能量，热量和能量会帮助气息运行，就像甘露遍及全身。对这种运行之气的专注要放在每次练习具体指定的那个轮上。在这个运行结束时，呼出的气息会下行至中脉，通过侧脉通道和鼻孔排出。要想到这种呼气会耗尽、消除和净除障蔽你天然觉识的各种阻碍和惑障。要想象着轮本身在开启和净除并帮助感受在此轮上的开放觉识。当你安住开放的觉识时，气息要恢复正常。

在进行气脉练习时，建议你每种练习至少要重复三遍。这些练习能净除引发各种疾患或强烈的消极情绪的重大障碍、清除或耗尽促发各种混乱想法的势头并除尽妨碍识认并安住你自身本然心的各种障碍。

　　在结束三组一套的练习后，要专注地停歇在一直在修的那个轮上，当身体和充满活力的能量安定下来时，要敞开心扉，彻底放松。只要这种感受始终鲜活、自然，就要让你的自心安住被轮主导的那个开放空间。如果你能睁开双眼停歇一下的话，那是最好的。如果睁开双眼让你感到分心的话，那就闭上眼睛吧。

　　1. 上行气脉练习

　　上行气脉练习可以开启喉轮、眉间轮和顶轮。要通过侧脉吸气，想象纯净空气的进入并充盈整个中脉上行至喉轮。要屏住呼吸，要把专注集中在喉轮上。要再次吸气，继续屏气并保持专注。要感到这股气在体内上行蔓延，滋养着头部的所有感觉器官。要把你欲想净除或耗尽的惑障引入自心。要开始慢慢地逆时针旋转头部五次。要感到气呈螺旋状上行穿过头部。然后，顺时针方向旋转头部五次，继续同样的感受，感觉甘露呈螺旋状上行蔓延，仿佛要冲刷和净除掉气所触碰的所有东西。在结束这个动作时，要呼出空气。要想象气息下行至中脉，一切阻障会通过侧脉从鼻孔离开身体。当你呼气时，当你想象气所携之惑障通过顶轮被消除时，你的专注力就要向上。这个练习要重复三遍。每次重复时，呼气都会消除或净除各种惑障。在第三遍结束时，要让你的意念安住开放的觉识，要感到喉轮、眉间轮和顶轮的开启和清净。此刻，你的眼睛既可睁开也可闭上。只要这种感受始终鲜活、自然，就要一直安住开放的觉识。

说明：各种修持指令要求修持者在整个练习过程中都要屏气，只有在结束时才可呼气。然而，如果你感觉在动作完成之前需要更多的空气，那就短暂地重新吸一口气。如果气息不足，可重复一个动作三遍，而不是五遍，久而久之就会增加你的耐力直至你能够做五遍。

2.生命力气脉练习

生命力气脉练习可以开启心轮。要通过鼻孔吸气，让气息沿着侧脉通道运行，想象气息进入位于交接处的中脉并上行至心脏。将气在胸部屏住气息，并专注心轮。要再次吸气，要屏住气息并使专注力保持在心轮上，同时，要感到气息通过胸腔在体内运行蔓延并滋养着心区。要感到或意识到你希望净除的各种障碍。要从身体外伸右臂并在头顶上方逆时针旋转右臂五遍。做出抛掷马索的动作。要感到生命之气在胸腔扩散，你的生命力在增强。然后，伸出左臂，在头顶上方顺时针旋转左臂五遍，做出抛掷马索的动作。要继续屏气，保持专注，要将双手置于臀部，上半身向右旋转五遍，再向左旋转五遍。最后，要呼出气息，要想象着气息通过中脉下行，通过侧脉上行，并通过鼻孔排出。要感到惑障随着呼气被消除和耗尽。要想象着心轮开启并释放出惑障。要重复这个练习三遍。在结束时，要专注地安住开放的觉识，这种专注是心轮处的开启所承载和支持的。只要这种感受始终鲜活、自然，就要一直保持下去。

3. 火状气脉练习

火状气脉练习可以开启脐轮。要通过鼻孔吸入纯净的空气，要让气沿侧脉通道运行，把气带入那个交接处，气在此处会进入中脉并上行至脐部。要

持宝瓶气 ①。宝瓶气指的是上提肛门、会阴和盆腔的动作，形成瓶状，与此同时，横膈膜下压形成一个瓶盖。要注意，在持气时不要过大的压力或过于紧张。要把你的意念专注在"宝瓶"里的脐轮上。要再次吸气，保持专注并持宝瓶气。要想象着气在蔓延、充盈"宝瓶"，并滋养脐部。要逆时针旋转腹部五遍，要保持专注并持宝瓶气，还要把你正在净除的各种惑障带入意念。而后，要顺时针旋转腹部五遍。在动作结束后，呼出的气息会通过中脉下行并通过两个鼻孔排出。要感到惑障通过你的呼吸在排出，消失在空中。要感到脐轮处的开启和排出。要重复这个练习三遍。而后，要专注地安住脐轮所承载的开放的觉识。只要这种感受始终鲜活、自然，就要一直安住下去。

4.遍行气脉练习

遍行气脉练习集中在三脉交接处，该气通过中

藏式声音疗法

---

① 宝瓶气（Bar-lung，kumbbaka），修宝瓶气法属净治气法，又有壶形气功之称，就是把清净之气吸入后，观想体内成宝壶瓶，气藏满于宝瓶中。由鼻徐徐吸入之气，形成上气下压，下气微微上提，上下之气均汇合于脐下四指处，并尽力使气持住，犹如带盖之宝瓶气。——译者

脉运行，渗入整个身体，而后蔓延到身体界限之外。要通过侧脉把纯净的空气吸入交接处，并把气带入中脉，并在此处保持专注并进行呼吸。要想象着气开始在全身蔓延。要再次吸气，要感到生命之气在蔓延，特别是渗入到能量似乎受阻的那些地方。当你感到气在全身蔓延时，要把双手高举过头。在头顶上方猛力击掌并互搓双手以产生一种热量和能量的感觉。在继续屏气时，要按摩全身，特别要按摩你感到受伤或受阻的地方。要感到这些地方活跃起来，仿佛你身体的每个细胞都随生命之气而震动。要继续屏气，做一个类似射箭的动作，要伸展上半身，让你的觉识延伸到你身体极限之外。要让三脉交接处承载你的专注力。要让觉识渗入全身，并延伸到你身体极限之外。要向右做五遍，再向左做五遍。在结束时，当你呼气时，气会下行至中脉，同时，惑障会通过鼻孔经侧脉被排出。要感到是通过全身毛孔排出的。要让你的呼吸恢复正常，而后要重复这个练习三遍。在结束时，要专注地安住开放的觉识。只要这种感受始终鲜活、自然，就要一直安住下去。

5. 下行净除气脉练习

下行净除气脉练习可以开启护乐轮。采取一种坐姿,双腿在脚踝处交叉,右腿放在左腿之前,双膝分开,离开地面。要把双手分置双膝外侧,形成一种稳定的支撑。要通过鼻孔吸气,让气沿侧脉通道运行。护乐轮位于中脉底部。要集中专注力并专注护乐轮上的气,通过上提肛门、会阴和骨盆来形成"宝瓶气"。要再次吸气,让气蔓延,要想象着护乐轮处正得到滋养。要朝右膝旋转上半身,并用双手握住膝盖,把膝盖当作一个稳定的支点,与此同时,要逆时针旋转臀部五遍。而后,要朝左膝旋转上半身,并用双手握住膝盖,把膝盖作为一个稳定的支点,同时顺时针旋转臀部五遍。让身体回归中央位置,握住双膝,逆时针旋转臀部五遍。在进行整个动作时,要屏气,要持"宝瓶气"。当你努力净除惑障时,你的专注力要保持在护乐轮上。动作结束时,要呼出气息,想象着气通过侧脉运行并通过鼻孔排出时,惑障会被气携带,消失在空中。要想象当护乐轮排气和开启时,这股细微之气会下行。要重复这套动作三遍。

最后一次重复后，要以对护乐轮专注安住开放的觉识。随后，要简短地专注你已经修过的每一个轮。最后，睁开双眼，让你的专注力安住毫无造作的觉识中。无须规划未来，无须思考过去，也无须改变现在，只要这种感受始终鲜活，就安住于此。总而言之，为了芸芸众生之利奉献你的修持功德吧。

鸣　谢

在过去的三十三年里，我的上师雍增·丹增南达（Yongdzin Tenzin Namdak）仁波切一直是我灵感的源泉，他也是一位满怀同情心的领路人。他的支持和教诲帮我清晰地看到古老的苯教教法就是一种现代医学。我愿向他表达我专一的虔信之情及对其智慧和仁慈的深深谢意。在为此书做准备的过程中，我的上师在尼泊尔和法国耗费了许多宝贵的时间，与我一起探讨有关五大金刚种子字符的表述方式。我愿对堪布丹巴雍仲（Tenpa Yungdrung）仁波切和本洛赤列尼玛（Trinley Nyima）仁波切表达我的感激之情，感谢他们对这一探讨给予的时间与关注。

最重要的一点是，我愿衷心感谢玛西·沃恩

藏式声音疗法

（Marcy Vaughn）女士，她是一位与我关系密切的大弟子。她用了很多小时润色有关五大金刚种子字符的这部书以飨西方读者。就个人而言，与她共事是一段极棒的经历，没有她的帮助，此书将无法完成。

在过去的十五年间，来自世界各地的僧伽组织的众多弟子担任着各种行政职务以帮助我教法的弘传和修持中心的发展。我愿对他们宝贵的帮助表示感谢，这能使我摆脱繁杂事务专一弘法。

我要感谢Sounds True的主任塔米·西蒙（Tami Simon），感谢她对出版此书的兴趣。我要感谢Sounds True的团队成员：凯利·诺塔如斯（Kelly Notaras）、詹妮弗·卡菲（Jennifer Coffee）、尚达·皮耶哈（Chantal Pierrat）、詹妮弗·迈尔斯（Jennifer Miles）、米切尔·克鲁特（Mitchell Clute）和海文·艾弗森（Haven Iverson）。还要感谢对此项目给予关心、贡献智慧的所有人。

最后一点，我要在世界各地传道、指导弟子，因此，我很感谢我的妻子次仁旺姆（Tsering Wangmo）给予我的爱。由于我长时间地离家，她

115

的宽容及对我工作的理解促使我要为芸芸众生的利益做出努力。※

丹增旺杰仁波切

法国巴黎

2006 年 8 月

※ 此书（*Tibetan Sound Healing*），根据内容译为《藏式声音疗法》。

关于作者

　　丹增旺杰仁波切是一位广受赞誉的作者，也是弟子遍及世界各地的一位上师。他因深广的智慧、弘传佛法的独特形式，以及使古老的西藏教法清晰明了、易于接受并贴近西方人生活的能力而备受尊崇。丹增旺杰是李迷夏研究院的创始人和精神导师。李迷夏研究院是位于弗吉尼亚什普曼（Shipman）的一个非营利机构，专门从事对西藏和象雄（与苯教有关的古代王国）的古代教法、艺术、科学、语言和文学的保护工作。他曾撰写了《西藏身、语、意瑜伽》（*Tibetan of Yogas of Body, Speech, and Mind*）、《藏式身心疗法》《藏式声音疗法》《西藏的睡梦瑜伽》（*The Tibetan Yogas of Dream and Sleep*）、《色、能量和光疗法》（*Healing with Form, Energy, and Light*）、《本然心之奇观》（*Wonders of the Natural Mind*）及《无限完整性》〔*Unbounded Wholeness*，与安妮·科

117

林（Anne Klein）合作]。丹增旺杰与妻儿居住在加利福尼亚。

　　丹增旺杰创建了一所世俗的教育机构，称作三门①。旨在通过专题研讨会和静修中心对本书所述教法进行指导。人们希望这些既简单又深奥的修法能够走进监狱、医院、会议室、智库、课堂和职场，希望它们能突破文化和信仰的屏障以帮助那些获益于有效药物的众生。

---

① 三门，身、语、意的内心转化（Three Doors：The Transformation of Body, Speech, and Mind）。——译者

图书在版编目（CIP）数据

藏式声音疗法 / 丹增旺杰著 ; 陶格茹译 ; 向红笛校注 . -- 北京 : 中国藏学出版社 , 2024.7. -- ISBN 978-7-5211-0528-5

I. R291.4

中国国家版本馆 CIP 数据核字第 2024RR1454 号

藏式声音疗法

丹增旺杰 著　桃格茹 译　向红笛 校注

责任编辑	永　红	
封面设计	翟跃飞	
出版发行	中国藏学出版社	
印　　刷	北京隆昌伟业印刷有限公司	
开　　本	880 毫米 ×1230 毫米　1/32	
印　　张	4	
字　　数	54 千字	
版　　次	2024 年 7 月第 1 版	
印　　次	2024 年 7 月北京第 1 次印刷	
印　　数	5000 册	
书　　号	ISBN 978-7-5211-0528-5	
定　　价	28.00 元